Ulrich Eckardt

Skripte für die Hypnose-Praxis

2. Band

Anregungen und Ideen für Anfänger und
Fortgeschrittene

Hypnosis-Praxis

http://www.hypnosis-praxis.de

1. Auflage: Januar 2012

Herstellung und Verlag:

Books on Demand GmbH, Norderstedt

ISBN 9783842382107

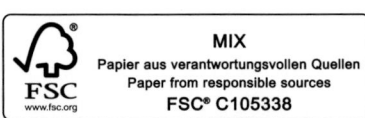

Inhaltsverzeichnis

Hinweis

Viele der hier vorgestellten Wirkhypnosen können in die Suggestionen in *1. Band - Skripte für die Hypnose-Praxis – ISBN 978-3844804034* eingebunden oder mit ihnen kombiniert werden.

Wie bei allen Skriptsammlungen ist darauf hinzuweisen, dass diese Skripte zur Orientierung dienen. Besonders die Wirkhypnosen von Medikamenten bzw. Infusionen sind nur von erfahrenen Hypnotiseuren bzw. Medizlnern anzuwenden.

Händefalttest (mit Einleitung)

Bevor Sie mit dem Klienten oder einer Versuchsperson diese Übung durchführen, sagen Sie nicht, dass es sich dabei um einen Test handelt, sondern, dass Sie mit dem Klienten eine Vorbereitungsübung oder Entspannungsübung durchführen werden. Es spielt keine Rolle, ob die Finger des Klienten während der Übung steif werden und er die Hände nicht mehr auseinander nehmen kann. Viel wichtiger ist, dass Sie den Händefalttest oder besser die Händefaltübung, überzeugend durchführen.

Wir machen hier nun eine Entspannungsübung, damit Du nachher einfacher in die Hypnose[Entspannung, Trance] gehen kannst. Wie der Name schon sagt, handelt es sich dabei um eine Übung. Du faltest gleich Deine Hände, dann beginnen wir mit der Übung und am Ende werden Deine Finger ganz fest zusammenkleben. Es ist eine recht lustige Übung.

Zeigen Sie dem Klienten immer was er während der

Übung machen soll. Nehmen Sie Ihre Hände und falten

Sie die Hände. Zeigen Sie dem Klienten genau was er tun

soll – und umso leichter wird er all Ihren Suggestionen

folgen.

Bitte schließe Deine Augen und falte Deine Hände wie zu einem Gebet, hole tief Luft ... halte die Luft kurz an und atme doppelt so langsam wieder aus, wie Du eingeatmet hast. Wiederhole dies dreimal. Lass Dir beim Atmen Zeit und drücke die Hände ein wenig gegeneinander ...

Vielleicht spürst Du jetzt, wie Deine Handflächen immer wärmer und wärmer werden und wie sie anfangen zu kribbeln.

Da die Handflächen gegeneinander gedrückt werden,

werden die Handflächen automatisch warm und

beginnen ein wenig zu kribbeln. Der Klient interpretiert

Ihre Aussage jedoch so, dass Sie als Hypnotiseur das

Erwärmen suggeriert haben. Dadurch beginnt er Ihnen

jetzt schon zu vertrauen und wird den nachfolgenden

Suggestionen leichter folgen.

Dieses Kribbeln wird dadurch erzeugt, dass sich Deine Handflächen mehr und mehr anziehen. Es ist gerade so, als wäre eine starke magnetische Kraft in jeder Deiner Handflächen, eine Kraft wie von zwei großen Magneten, die sich immer mehr und mehr anziehen. Spüre nun diese starke, immer stärker werdende Kraft der Magnete.

Die Magnete können natürlich auch durch Sekundenkleber „ersetzt" werden, indem Sie das Skript entsprechend anpassen.

Deine Handflächen kleben jetzt so fest aneinander, dass Du sie nicht mehr auseinanderziehen kannst. Und je mehr Du versuchst, Deine Handflächen auseinander zu ziehen, desto fester kleben sie zusammen.
Jetzt merkst Du bestimmt auch, wie Deine verschränkten Daumen von der Kraft der Magnete angezogen werden. Immer fester und fester werden

sie nun angezogen, wobei Deine Daumen immer steifer und immer steifer und fester und fester werden. Immer steifer und immer fester, immer unbeweglicher werden Deine Daumen. Wenn ich gleich das Wort JETZT sage, rasten Deine Daumen wie in eine Halterung ein und Du kannst sie nicht mehr bewegen … JETZT rasten Deine Daumen ein, völlig steif und fest. Du kannst sie nicht mehr bewegen und je mehr Du sie bewegen möchtest, desto fester und steifer werden Deine Daumen …

Wiederholen Sie diesen Abschnitt – fantasievoll - für alle verbleibenden Fingerpaare.

Alle Deine Finger kleben nun fest aneinander und Du kannst sie nicht mehr bewegen. Deine Hände kleben aneinander und Du kannst sie nicht mehr öffnen. Und je mehr Du die Hände öffnen oder Deine Finger bewegen möchtest, desto fester kleben sie aneinander. Versuche Deine Finger langsam zu bewegen, es wird Dir nicht gelingen … versuche die

Hände langsam zu öffnen, es wird Dir nicht gelingen.

Wichtig ist es hierbei den Klienten zu beobachten. Schafft er es trotz der Suggestion die Hände zu öffnen oder die Finger zu bewegen, sagen Sie im gleichen Augenblick „Jetzt kannst Du Deine Finger wieder bewegen und Deine Hände öffnen". Damit bekommt der Klient suggeriert, dass die Übung erfolgreich war. Sagen Sie NIEMALS „Och, das hat jetzt aber nicht so geklappt".

Wenn ich nun von 1 bis 3 zähle, kannst Du wieder Deine Finger bewegen, Deine Hände öffnen und bist vollkommen entspannt. 1 – 2 – 3 alle Steifheit ist aus Deinen Fingern und aus Deinen Händen verschwunden. Du kannst Deine Finger wieder bewegen und Deine Hände öffnen.

Oder als Induktion eingesetzt:

Wenn ich gleich von 1 bis 3 zähle, dann holst Du bei der Zahl 1 tief Luft ... bei 2 hältst Du die Luft an und Du kannst Deine Finger wieder bewegen und Deine Hände wieder öffnen ... bei 3 atmest Du langsam aus, lässt Deine Hände einfach in Deinen Schoß fallen und sinkst in eine tiefe Entspannung.

1 atme tief ein ... 2 halte die Luft an ... alle Steifheit verschwindet jetzt aus Deinen Fingern und aus Deinen Händen. Du kannst Deine Finger wieder bewegen und Deine Hände öffnen ... 3 lass Deine Hände JETZT in Deinen Schoß fallen und sinke in die tiefste Entspannung, die Du Dir vorstellen kannst ... und noch zehnmal tiefer.

Danach können Sie eine Wirkhypnose oder eine Vertiefung folgen lassen. Einfach, oder?

Urlaub (Einleitung)

Fragen Sie den Klienten, wo er seinen Urlaub verbringen möchte oder nach einem Ort, wo er noch nie war, von dem er jedoch schon immer träumte. 99% meiner Klientinnen und 80% meiner Klienten gaben folgende Antworten:

„Egal - Hauptsache Strand, Malediven, Türkei, Spanien, Italien" usw. Besonders in der kalten Jahreszeit sind diese die beliebtesten Hypnose-Ziele der Klienten. Einmal bat mich eine Klientin die Induktion auf einem Gletscher mitten im Tiefschnee beginnen zu lassen. Ein Gletscher sei für sie der Inbegriff von Kraft und Energie.

Die Urlaubsinduktion kann man auch nach der Aufzugsinduktion (1.Band), dem Händefalttest, den Magnetischen Händen (1.Band) oder einer anderen Induktion einfach einbauen oder alleinstehend als Induktion nutzen.

Stell Dir nun vor, Du bist an einem wunderschönen Strand. Einen Strand, wie Du ihn Dir immer gewünscht hast ... weißer Sand, tiefblauer Himmel und

türkisblaues Meer ... alles leuchtet in den herrlichsten
Farben, die Du Dir vorstellen kannst. Die Sonne scheint
für Dich angenehm warm ... genauso warm, wie es Dir
gefällt und wie es angenehm für Dich ist ... Du hörst
das Rauschen der Wellen ... das beruhigende Rauschen
der Wellen. Es sind kleine Wellen, in denen sich die
Sonne spiegelt. Du bist ganz alleine an diesem Strand,
jedoch nicht einsam [... die anderen sind schon
vorgegangen, um sich für das Abendessen
umzuziehen]. Bei jedem Schritt unter Deinen Füßen
spürst Du den warmen Sand ... und vielleicht spürst Du
auch das Wasser unter dem Sand, wenn Du
geschmeidig wie ein Tiger über den Strand schlenderst
... und dabei ein wenig mit den Füßen in den Sand
einsinkst.

Die Sonne scheint warm und eingehüllt in dieser
Wärme spürst Du die Geborgenheit, die Dir dieser Ort
hier spendet. Diese Geborgenheit und das
Wohlbefinden durchströmen nun Deinen Körper vom
Kopf bis zu Deinen Füßen und in Dir beginnt sich eine
gewisse Müdigkeit auszubreiten. Vor Dir siehst Du eine

kleine Palme, deren Blätter Schatten spenden. Du hast
den tiefen Wunsch Dich von den Anstrengungen des
Alltages auszuruhen, gehst zu der Palme und legst
Dich darunter in den Schatten ... Du spürst ganz genau,
wie die Wärme des Sandes, auf dem Du jetzt liegst, sich
über Deinen Nacken, über Deinen Rücken bis hinein in
Deine Hüfte ausbreitet und wie sich Deine Muskeln
mehr und mehr entspannen. Erst die
Nackenmuskulatur, dann Deine Schultern, Deine
Oberarme, Deine Unterarme, Deine Hände ... bis hinein
in Deine Fingerspitzen ... dann entspannt sich Dein
Rücken, Dein Becken ... Deine Oberschenkel ... Deine
Waden ... Deine Füße bis in die Fußzehen ... jetzt, da Du
ganz entspannt bist, bemerkst Du, dass sich die Sonne
schon orangerot gefärbt hat und Du problemlos in die
Sonne schauen kannst.

Die Sonne sinkt mit jedem Ausatmen von Dir mehr
und mehr und wird immer röter und röter und Du
bemerkst, wie Du immer müder und müder wirst ... je
tiefer die Sonne sinkt, desto müder und müder wirst
Du ... und je müder Du wirst, desto tiefer sinkst Du in

diese wunderbare Entspannung ... immer tiefer und tiefer ... und müder und müder ... Deine Augenlieder werden immer schwerer und schwerer und wenn die Sonne am Horizont das Meer berührt[küsst], fallen Deine Augen zu ... atme noch 3 mal tief ein und wieder aus ... und beim dritten Ausatmen berührt die Sonne das Meer am Horizont ... 1 ... immer schwerer und schwerer werden Deine Augenlieder ... 2 ... immer schwerer und schwerer ... 3 ... Deine Augenlieder fallen JETZT zu ... Du kannst Deine Augenlieder nicht mehr öffnen und Du willst sie auch gar nicht mehr öffnen ... und Du beginnst zu schlafen, diesen ganz anderen Schlaf ... Du beginnst zu träumen ... diesen Traum, der Dir so viel an Veränderung schenken wird.

Atmung (Einleitung)

Schließe Deine Augen und atme gleichmäßig. Bei jedem Atemzug nimmst Du Gesundheit ganz tief in Dir auf. Halte die Luft kurz an und atme doppelt so langsam aus, wie Du eingeatmet hast. Du spürst beim Ausatmen, wie Du Dich mehr und mehr entspannen kannst. Ich zähle gleich von 1 bis 6 und bei jeder Zahl atmest Du ganz tief ein, hältst kurz die Luft an und atmest dann langsam wieder aus. Beim Ausatmen entspannst Du Dich immer mehr und mehr.

1... 2 ... 3... 4 ... 5 ... 6

Atme nun normal weiter. Vielleicht spürst Du auch, dass es Dich atmet ... automatisch ... und Du fühlst, wie Du immer ruhiger und entspannter wirst ... immer entspannter von dem Kopf bis hin zu den Füßen wirst Du ... immer entspannter und immer schwerer ... Du gibst Dich dieser Schwere hin ... immer schwerer und schwerer.

Du bemerkst, dass Du Dich immer mehr und mehr entspannst ... und jetzt erlaubst Du Dir, Dich noch tiefer in diese wunderbare Trance sinken zu lassen ...

und bei jedem Wort von mir sinkst Du tiefer in diesen wunderbaren Zustand der Entspannung ... Du musst Dich nicht darum kümmern, wie tief Du Dich entspannst ... genieße dieses wunderbare Gefühl der Entspannung ... werde noch ruhiger ... entspannter ... schwerer ... immer schwerer.

Dein Unterbewusstsein wacht über Dich und hört alles, was ich Dir sage ... Dein Bewusstsein kann sich mehr und mehr entspannen, denn Dein Unterbewusstsein hört mir zu ... und bei jedem Wort von mir schläft Dein Bewusstsein tiefer und tiefer und kann sich mehr und mehr entspannen.

Du empfindest eine weite Ausgeglichenheit und Ruhe in Deinem Kopf, in Deinem Geist ... und Du merkst, wie Du den Traum anfängst zu träumen, durch den ich Dich geleite ... ganz genau kannst Du die Bilder sehen und die Gefühle fühlen, die der Traum mit sich bringt. Ganz automatisch beginnt Dein Unterbewusstsein mir zu folgen ... Dein Bewusstsein braucht nicht nachzudenken, folge mir mit Deinem Unterbewusstsein.

Waldlichtung (Einleitung)

Du liegst [sitzt bequem] auf einer wunderschönen Waldlichtung umgeben von starken, Dich beschützenden Bäumen ... gleich neben Dir plätschert ein schmaler freundlicher Bach mit frischem klarem Wasser ... es ist warm und ein leichter Windhauch weht um die Wipfel der Bäume und streichelt sanft Deine Haut.

Die Sonne scheint warm, die Luft ist sauber und voller Energie ... dieser ruhige Ort spendet Dir so viel an Kraft und Energie und dennoch bist Du ruhig und entspannt.

Dein Bewusstsein schläft immer tiefer und tiefer ... Du genießt die wunderbare Gegend hier ... die Schönheit der Natur, die von den wärmenden Sonnenstrahlen erhellt wird ... Du hörst das leise Rauschen des Baches ... das süße Singen der Vögel ... Du liegst hier bequem auf der Lichtung ... ganz entspannt und schwer ... so entspannt, wie noch niemals zuvor ... immer entspannter und ruhiger.

Aufziehende Gedanken werden wie herabfallende

Blätter von dem kleinen Bach einfach weggetragen und Du merkst, dass die Müdigkeit in Dir größer und größer wird und sich langsam vom Kopf bis zu den Füßen ausbreitet ... Du fühlst Dich entspannt ... gehst immer tiefer und tiefer ... hier an diesem sicheren Ort, beschützt durch die starken Bäume rund um die Lichtung.

Mit jedem Wort das ich sage, sinkst Du tiefer in diese Entspannung und vielleicht hörst Du meine Worte manchmal ganz nahe ... und manchmal vielleicht von weiter weg ... vielleicht hörst Du meine Stimme unbewusst und kannst Dich an meine Worte nicht erinnern ... das ist vollkommen in Ordnung, denn Dein Unterbewusstsein ist hellwach und hört alles, was ich Dir sage ... und beim nächsten Ausatmen öffnet sich der Weg zu Deinem Unterbewusstsein und alles, was ich Dir sage, dringt tief in Dein Unterbewusstsein ein, weil Du und Dein Unterbewusstsein dies so wollen. Dein Unterbewusstsein wird Alles so durchführen, wie ich es Dir sage.

Taschenlampe (Vertiefung)

Der Klient ist bereits mit einer Induktion in eine leichte Trance versetzt worden.

Du bist ruhig und entspannt und fühlst Dich wohl und geborgen. Schau an, wie entspannt Du hier[am Strand] liegst[sitzt]. Stell Dir vor, Du hältst eine Taschenlampe in der Hand, eine Taschenlampe mit einem sanften Lichtkegel. Mit diesem Lichtkegel leuchtest Du jetzt auf Deine Haut und in Deinen Körper.

Leuchte nun auf Deine Stirn. Und wenn Du etwas auf oder unter Deiner Stirn findest, das sich wie Anspannung anfühlt, dann atme diese Anspannung einfach beim nächsten Ausatmen aus ... blase die Anspannung einfach wie Rauch oder Nebel aus Dir heraus ... dabei wird die Anspannung durch Entspannung ersetzt ... spüre die Entspannung in Deinem Körper ... gut so. Jetzt leuchtest Du mit der Lampe über Deine Augenbrauen ... wenn Du etwas findest, was Dich anspannt, dann atme es einfach aus ... JETZT. Gehe nun über Deine Augen mit dem sanften Lichtstrahl und spüre, dass Du nun Deine Augenlieder nicht mehr öffnen kannst und auch nicht mehr öffnen willst ... bei jedem Ausatmen werden sie schwerer und schwerer ... immer schwerer werden Deine Augenlieder ... leuchte nun über Deine Wangenmuskulatur, Deine Lippen und Dein Kinn ... überall macht sich diese wunderbare Entspannung breit ... und alles, was Dich anspannt, atmest Du einfach aus.

Leuchte jetzt mit der Lampe über Deine Schultern und erlaube Dir Deine Schultern jetzt ganz einfach hängen zu lassen ... sei einfach Du selbst und lass die Schultern hängen ... schaue nun auch in Deinen Oberarmen nach, ob sich da Anspannung versteckt hält ... falls Du Anspannung dort findest, atme sie einfach beim nächsten Ausatmen aus.

Der Klient soll auf dieselbe Art und Weise über folgende Körperteile „leuchten" und ggf. Anspannung ausatmen: Unterarme, Hände, Finger, Brustkorb, Bauch, Hüfte, Oberschenkel, Waden, Füße, Fußzehen.

Jetzt bist Du vollkommen entspannt. Überall, wo vorhin noch Anspannung in Deinem Körper versteckt war, wurde die Anspannung durch Entspannung ersetzt ... und jetzt spüre eine weitere angenehme warme Entspannungswelle, wie sie sich von Deiner Stirn aus langsam über Deinen ganzen Körper ausbreitet ... bis hinein in die Fußzehen.

Fallende Hand

Du fühlst Dich wohl und entspannt. Dein Körper ist schwer und er wird immer schwerer mit jedem Atemzug ... mit jedem Ausatmen ... immer schwerer und schwerer ... lass jeden Muskel und jeden Nerv so schlaff werden, wie bei einer Puppe ... und spüre diese tiefe, wundervolle Entspannung, die Deinen ganzen Körper durchzieht ... ich werde nun gleich Deine rechte Hand nehmen ... leicht anheben und dann [auf Dein Bein / neben die Liege] fallen lassen. Du brauchst mich nicht dabei zu unterstützen ... lass Deine Hand und Deinen Arm einfach schlaff und entspannt dabei .... und beim Fallenlassen lässt auch Du Dich fallen ... 10 mal tiefer in diesen angenehmen Zustand der Entspannung. Lass es einfach geschehen.

Heben Sie nun den rechten Arm des Klienten am Handgelenk an und lassen Sie ihn ein wenig fallen und sagen Sie dabei:

SCHALF - gehe nun 10 mal tiefer in diese wunderbare

Entspannung, in diese wunderbare Trance ... 10 mal tiefer als zuvor.

Wiederholen Sie den Vorgang bei Bedarf mit dem linken Arm.

Augenschluss

Ich werde gleich sagen, dass Du Deine Augen öffnen sollst. Wenn Du sie öffnest, bleibst Du in Trance [in dieser wunderbaren Entspannung] ... Du wirst dann meine Hand sehen und wenn Du Deine Augen wieder schließt, sinkst Du noch 10 mal tiefer in diesen Zustand der Entspannung.

Heben Sie eine Hand, mit der Handinnenfläche auf den Hypnotisanten zeigend, in Höhe der Nase des Hypnotisanten vor dessen Gesicht. Die Hand sollte einen Abstand von ca. 15 cm zum Gesicht des Hypnotisanten haben. Während Sie sagen „Öffne Deine Augen und bleibe in Trance", heben Sie die Hand so weit hoch, dass der Hypnotisant nur Ihre Hand sehen kann. Würde er mehr sehen, könnte er abgelenkt werden. Sagen Sie anschließend „Schließe Deine Augen" und führen Sie gleichzeitig die Hand wieder zurück auf Nasenhöhe.

Wir wiederholen diese Übung, damit Du tiefer und tiefer sinken kannst, in diese wunderbare Ruhe.

Speicherung

Erklären Sie dem Klienten VOR der Hypnose, dass Sie ihn zur Vertiefung berühren werden. Der Klient erschrickt dann nicht, wenn Sie ihn anfassen, während er in Trance ist. Einigen Sie sich vorab mit dem Klienten auf zwei Körperstellen, mit deren Hilfe Sie die Vertiefung durchführen wollen. Diese können, wenn der Klient sitzt, die Schultern, die Hände oder die Knie sein. Liegt der Klient auf einer Liege, bieten sich die Knie für diese Vertiefung an.

Wenn ich Dich gleich an Deiner linken [rechten] Schulter[Hand, Knie] berühre, dann speicherst Du die Tiefe und den Zustand Deiner Entspannung ab und öffnest Deine Augen.
Berühre ich Dich dann an Deiner rechten[linken] Schulter[Hand, Knie], so schließt Du sofort Deine Augen und sinkst Du sofort noch 10 mal tiefer in diesen wunderbaren Zustand der Entspannung.

Berühren Sie den Klienten an der erstgenannten

Körperstelle.

Speichere nun den Zustand und die Tiefe Deiner
Entspannung ab. Öffne Deine Augen.

Berühren Sie den Klienten nun an der anderen
Körperstelle.

Schließe Deine Augen – SCHLAF - sinke 10mal tiefer in
diese wunderbare Entspannung - 10mal tiefer und
tiefer als jemals zuvor.

Trancetiefe ermitteln

Trance kann unterschiedlich ausgeprägt sein. Man unterscheidet grob drei unterschiedliche Tiefen:

- *Leichte Trance – Somnolenz*
- *Mittlere Trance – Hypotaxie*
- *Tiefe Trance – Somnambulanz*

Somnolenz *bezeichnet den Zustand einer angenehmen Entspannung des Hypnotisanten. Der Zustand unterscheidet sich nur marginal vom Wachzustand. Das Bewusstsein ist weiterhin aktiv. Der Weg ist offen für einfache Suggestionen.*

Hypotaxie *ist die Trancetiefe, bei der der Körper tief entspannt ist. Im Zustand der Hypnotaxi werden alle Suggestionen angenommen, die nicht den Werten des Hypnotisanten zuwiderlaufen. In diesem Zustand kann auch Schmerzfreiheit suggeriert werden.*

Somnambulanz *bezeichnet die Tiefe der vollkommenen*

Entspannung. Halluzinationen können suggeriert und Rückführungen durchgeführt werden.

Schön wäre es nun, wenn man wüsste, in welchem dieser Zustände sich der Hypnotisant befindet. Warum fragen wir nicht einfach den Hypnotisanten?

Stell Dir vor, vor Dir ist ein Tisch ... auf dem Tisch kleben nebeneinander kleine Schilder ... kleine Schilder auf den die Zahlen 1 bis 10 aufgedruckt sind ... insgesamt 10 Schilder, jedes mit einer Zahl, ein Schild mit der Zahl 1, ein Schild mit der Zahl 2, ein Schild mit der Zahl 3 ... bis hin zur 10 ... ganz deutlich kannst Du diese Schilder nun auf dem Tisch nebeneinander liegen sehen ... die Zahlen auf den Schildern sind eine Skala ... von 1 bis 10 ... 1 steht für gar nicht ... und 10 für ganz tief ... zeige nun mit Deinem rechten Zeigefinger auf die Zahl, die Deiner Meinung nach die Tiefe Deiner Trance repräsentiert ... zeige nun mit Deinem rechten Zeigefinger auf die Zahl.

Wenn ich gleich das Wort JETZT sage, sagst Du mir laut

und deutlich, auf welche Zahl Dein rechter Zeigefinger deutet. Du wirst die Zahl klar, laut und deutlich aussprechen, so deutlich, dass ich die Zahl gut verstehen kann ... sag mir die Zahl JETZT.

Kobold

Es war endlich wieder Sommer ... ich fuhr mit dem
Fahrrad am Fluss spazieren ... setzte mich an dessen
Ufer auf eine Bank ... eine stabile Bank ... und begann
eine Geschichte zu lesen ... ein Kapitel handelte über
den Englischen Garten in München ... auf der grünen
Wiese lagen noch mehr Menschen ... Studenten ...
Arbeitslose ... Manager ... Sekretärinnen ...
Bankkaufleute ... Schüler ... Hunde liefen umher ... und
bellten.

In dem Kapitel las ich über die Liebespaare ... auch hier
waren Liebespaare ... eins gleich neben mir ... nicht
weit von mir ... normalerweise lausche ich nicht so
aufmerksam ... und irgendwie doch ... die Frau lag mit
ihrem Nacken auf dem Bauch ihres Partners ... er las ein
Buch ... sie nahm ihr Mobiltelefon und telefonierte mit
jemanden, „Ja, für das Theaterstück können wir diese
Geschichten nehmen. Diese Geschichten sind
wunderbar ... sie haben Tiefe und eine Bedeutung ...
mehr als alles Andere ... sie sind wichtig ... sie sind

zielgerichtet ... ich habe mir gestern noch eine weitere tolle Geschichte überlegt. Komm, ich erzähle sie Dir!" Und ich lauschte mehr und mehr und plötzlich war es so, dass alles um mich herum immer unwichtiger und unwichtiger wurde ... immer unwichtiger ... und da waren überall die Menschen im Park und alles wurde unwichtiger ... das Bellen der Hunde, das Lachen der Menschen, das Schreien der Kinder ... das Klingeln von Mobiltelefonen ... alles wurde unwichtiger und unwichtiger ... mehr und mehr konzentrierte ich mich auf die Erzählung der Geschichte ... und wenn ich noch ein anderes Geräusch wahrnehme, weiß ich, ich kann mich noch mehr konzentrieren ... immer mehr ... auf die Dinge und Menschen, die mich wirklich interessieren ... immer konzentrierter ... immer mehr den Blick in die Richtung auf das, was ich will ... auf die Geschichte ... sie erzählt sie nur für mich ... sie erzählt ihre Geschichte ... sie hört die Geschichte selbst ... ihre Geschichte.

Ein kleiner Kobold mit einem Rucksack trottet ziellos

durch die Gegend ... eigentlich müsste er in einem Haus sein und dessen Besitzer necken, so wie es von ihm verlangt wird ... er will jedoch sein eigenes Leben leben ... er findet keine Ruhe ... neues Leben oder das tun, was erwartet wird ... er läuft ziellos durch die Gegend ... gebückt ... ohne Ziel ... einfach so ... alleine ... er weiß auch nicht, wo er hingehen sollte ... da, wo er herkam, möchte er nicht wieder hin ... immer weiter ziellos.

Und als er so entlang trottet, liegt da ein Beutel vor ihm ... ein Beutel mit magischen Blumensamen ... er öffnet den Beutel ... dann nimmt er die Samen in die Hand und begutachtet sie ... was soll er mit ihnen nur machen? ... er schaut sich die Samen an ... nimmt sie und wirft sie lustlos auf die grüne Wiese, die sich gleich neben dem alten, eingefahrenen Weg mit den tiefen Furchen, befindet, auf dem er steht ... noch während sie fliegen, fangen sie an zu keimen und sich zu entwickeln ... zu wachsen ... sie erwachsen ... die Samen keimen, gedeihen und vor den Augen des Kobolds beginnen die Blumen zu wachsen ... sie wachsen ... sie blühen auf ... alle blühen in roter Farbe ... er kann sie ganz deutlich sehen ... genau riechen ... es ist gerade so, als ob er das Wachsen der Blumen hören kann ... er wundert sich ... jetzt dieser intensive Duft in seiner Nase ... dieser gute Geruch von den roten Blüten ... Mohnblüten ... rote Tulpen ... er berührt eine der Blumen und ganz, ganz intensiv tastet er die Struktur der Blume ... unter der Oberfläche ... kann er alles ertasten ... und verstehen ... die rote Farbe ... es ist wie ein rotes Meer aus Blumen ... pulsierend ... sich im Winde wiegend ... gleichmäßig pulsierend.

Lächelnd steht der Kobold auf der Wiese und steckt den leeren Beutel in seine Hose ... dann geht er über die Wiese mit all den roten, leuchtenden Blüten ... dazu verlässt er jetzt seinen alten eingeschlagenen, langweiligen und bekannten Weg ... einfach durch die Wiese mit den Blumen gehen ... runter von den alten eingetretenen Pfaden ... alte Weg verlassen ... neue Dinge erfahren, denkt er ... der Duft der Blüten ist so intensiv, ... er riecht den Duft mit seiner Nase ... und auch irgendwie mit seiner Haut ... er atmet mit seiner

Haut ... die Atmung reinigt seine Haut von innen ... er ist wie befreit.

Befreit geht der Kobold die leichte Anhöhe hinauf ... so, also würde die leichte Steigung überhaupt nicht existieren, einfach hoch ... er geht weiter und weiter, und lässt die Wiese mit den rotblühenden Blumen hinter sich liegen ... der Beutel, den er vorhin fand, fühlt sich wieder voll an ... staunend nimmt der Kobold den Beutel und sieht, wie er sich erneut füllt ... bisher wurde ihm nichts geschenkt und jetzt schon zweimal hintereinander ... diese Samen ... dieses Wachstum ... diese Farben ... wieder nimmt der Kobold die Samen und wirft sie, diesmal voller Erwartung, auf die Wiese ... statt roter wachsen nun gelbe und orangefarbige Blumen mit leuchtenden Blüten ... überall ... er schaut, wie kraftvoll die orangefarbigen Blumen wachsen ... wie stark die Stängel sind ... wie groß und fest ihre Blätter sind ... wie viel Luft frische Luft sie damit erzeugen können ... so kräftige Blätter zum Atmen. Der Kobold holt tief Luft ... diese gesunde Luft ... ganz tief Luft und bemerkt, wie mehr und mehr die

Anspannung von ihm abfällt ... immer mehr ... und er wundert sich über sich selbst ... so viel an Anspannung ... einfach weg ... er erblickt die gelben grazilen Rosen ... die kräftigen gelben Sonnenblumen mit ihrem dicken Stamm ... die Schönheit der Blumen ... er bemerkt, wie er auf einmal auf Details achtet ... Details von den Blüten, Details von den Blättern ... nicht oberflächlich ... sondern Details. Die Schönheit der Blumen, die ihm früher nie aufgefallen war ... er sieht seine Umgebung ... nimmt sie wahr ... er schaut, wie sich alles ändert ... vom Samen zur Blume ... „Durch Dich öffnen sich die Blüten ... nur durch Dich – Du hast den Blumen das Leben gegeben", denkt er ... erschocken über sich selbst bleibt der Kobold stehen ... er hat etwas bewegt ... noch nie hatte er etwas bewegt ... und jetzt ändert sich die Welt ... weil er aktiv wurde ... es war gar nicht viel, was er getan hat ... nur den Samen ausbringen und die Welt verändert sich ... aufrecht und voller Freude schlendert der Kobold über die Wiese ... pfeifend mit einem Lied auf den Lippen ... das Lied der Veränderung ... so viel an Veränderung ... wirkliche

Veränderung ... und irgendwie komisch ... ein aufrecht
gehender Kobold mit glatter Haut ... Details
bemerkend.

Leichtfüßig bewegt sich der Kobold bei seinem
Aufstieg zum Hügel über die Wiesen ... früher hatte er
bei dem kleinsten Widerstand schon aufgegeben,
denkt er sich ... doch jetzt ... er will wissen, was ihn auf
seinem Weg noch erwartet, was er erleben wird ...
Neugierde ... was kommt nach der Wiese mit den
gelben Blumen ... er will es wissen ... er hat ein Ziel ...
weiter ... sein Ziel vor Augen ... er ist neugierig ...
interessiert ... will mehr wissen ... mehr ergründen.
Hinter der Wiese mit den gelben und den
orangefarbigen Blumen erstreckt sich ein kleiner Wald
... und dahinter ... er kann es kaum noch erwarten zu
erfahren, was sich dort verbirgt ... er geht immer
sicherer ... aufrechter ... er kann so viel verändern.
Der frohe Kobold, der sich nun schon so verändert hat,
schaut in den magischen Beutel ... doch dieser bleibt
leer ... erschrocken, angstvoll schaut sich der Kobold
um und fragt sich, ob er schon wieder einen Fehler

gemacht habe ... schon wieder ... es ist so, als seien diese Worte fest in seinem Kopf, in jeder Zelle seines Gehirns eingebrannt ... schon wieder alles falsch gemacht ... Du bist daran schuld ... so hieß es früher immer und immer wieder ... egal, was er machte ... immer machte er Alles falsch ... er erschrak ... nichts kannst Du richtig machen ... er wundert sich ... was hat er beim Hinauflaufen falsch gemacht? ... nichts ... „es gibt also keinen Grund, dass Du Dir Vorwürfe machst", dachte er ... „und was ist mit früher?" ... „damals habe ich gespielt ... damals habe ich Fehler gemacht ... richtig ... und dabei andere Dinge gelernt, die ich im Leben gebrauchen kann" ... er sah sich um, wieder auf einer grünen Wiese ... Tränen in den Augen ... die Tränen laufen seine Wangen herunter und tropfen auf die Wiese ... und auf einmal beginnen die Tannen und der Klee zu wachsen ... alles Grüne beginnt zu wachsen ... Gras wächst so dicht, dass es wie ein Teppich aussieht ... die Fichten und die Tannen wachsen in die Höhe, immer dicker und dicker ... immer mächtiger und mächtiger ... immer mehr Tannen und Fichten ...

immer höher und immer dicker ... als wollten sie einen undurchdringbaren Schutzwall bilden ... um den Kobold zu schützen ... ein natürlicher Schutzwall ... der ihn umgibt ... grüne Pflanzen ... Sicherheit und Geborgenheit ... frische, ehrliche und saubere Luft ... Leben ... Wachstum ... Zuversicht strahlen die grünen Bäume um den jetzt lächelnden Kobold aus ... der Kobold schaut hoch ... hoch zu den hohen und starken Bäumen ... immer höher ... dabei strömt immer gesündere Luft in seine Lungen ... er wächst über seine normale Größe hinaus ... er wächst über sich hinaus ... immer gesünder ... immer mehr Gesundheit im Körper ... immer mehr Kraft ... immer aufrechter gehend ... keine Tränen mehr ... diese Tränen waren Tränen der Vergangenheit ... vorbei ... im Hier und im Jetzt ... voller Sicherheit und Gesundheit ... bei den grünen Grünpflanzen und Bäumen ... kraftvoll immer mehr über sich hinauswachsend und doch steht der Kobold mit beiden Füßen fest auf der Erde.

Der Kobold spürt, wie er beginnt sich zu verändern ... er sieht besser, achtet mehr auf Details ... ist konzentrierter ... er weiß, dass er die Welt verändern

kann ... er kann über sich hinauswachsen ... ist kraftvoll

... voller Zuversicht und Sicherheit ... aufrecht gehen ...

Vergangenheit hinter sich lassen.

Zwischen den Baumstämmen sieht er den blauen See

... geht selbstbewusst zwischen den mächtigen

Baumstämmen hindurch ... dabei ist ihm, als würden

die Bäume, sobald er an ihnen vorbeigegangen war,

ganz dicht zusammenrücken ... zu einem dichten und

für die Vergangenheit undurchdringlichen Schutzwall

... die Vergangenheit ... von ihm fern zu halten ... fern ...

sie lassen die Vergangenheit hier.

Über ihm der blaue Himmel ... überall blaue Blumen ...

blaue Krokusblüten ...

blaue Kornblumen ... der blaue See ... der von einem

kleinen lustigen Bach mit Frischwasser versorgt wird ...

durstig streckt der Kobold eine Hand in das

erfrischende Wasser und nimmt einen großen Schluck

des gesunden Wassers ... und noch einen und noch

einen ... jetzt erst merkt er, wie moderig der

Geschmack in seinem Mund ist ... doch dieser

moderige Geschmack weicht mit jedem Schlucken von dem frischen Wasser ... und einem Wohlgefühl an Gesundheit und Energie breitet sich in ihm aus ... noch ein Schluck ... noch mehr Frische, Gesundheit und Energie ... Energie aus der Natur für ihn ... einen Teil dieser Natur ... es ist gerade so, als würde das Wasser den Kobold von innen her erneuern ... würde sie jede Zelle des Körpers erfrischen und alles Belastende aus ihm heraus lösen ... der Kobold holt tief Luft ... gesunde frische Luft ... der schlaue Kobold dreht sich herum ... schaut zurück und merkt sich den Weg ... prägt sich den Weg hierher ein zu diesem Platz ... ganz fest ... diesen Platz, so weiß er jetzt, kann er jederzeit wieder aufsuchen, um Kraft und Energie zu sammeln ... zu gesunden ... sich zu erfrischen ... Ruhe zu finden ... Ausgeglichenheit zu erfahren ... Ruhe.

Zum Horizont hin wechselt die Farbe der Wiese von Blau nach Violett ... immer mehr durchsetzt von violettem Lavendel ... der Kobold riecht den Duft des Lavendels, der ihn magisch anzieht ... immer mehr Violett umgibt ihn ... Lavendel, wo immer er auch hinschaut ... leichtfüßig läuft er durch den Lavendel ...

als wenn er der Schwerkraft trotzen würde ...

leichtfüßig ... aufrecht ... er lächelt ... es kommt dem

Kobold vor, als würde er sogar die violette Farbe oder

violettes Licht in sich einatmen ... genauso violett wie

der Lavendel ... er lacht zufrieden und immer fröhlich ...

immer gelassener.

Weiter geht er aufwärts ... weitab vom normalen Weg ...

auf den Rücken des Hügels ... mit Leichtigkeit geht er

weiter ... immer schneller ... sein Ziel, den Hügel vor

sich ... fokussierend ... zielstrebig ... immer einfacher ...

und es strengt ihn auch nicht an diesen Hügel hoch zu

laufen ... aufrecht ... das Ziel, der Gipfel des Hügels, ist

in weißes Licht eingetaucht ... warmes, heilendes Licht

... wie ein Kegel scheint das weiße Licht ... der

Lichtkegel ist umgeben von weißen Rosen ... weißen

Jasmin ... weiße Begonien ... überall weiße Blumen und

weißes reines unschuldiges Licht ... reinigendes,

heilendes Licht ... reine Energie ... oben am höchsten

Punkt angekommen dreht er sich um ... er sieht um

den Hügel die bunten Wiesen und Wälder kreisförmig

angeordnet ... wie bunte Kreise aus verschiedenen Farben ... und alle zusammen sehen wie ein großer runder Regenbogen aus ... alle Farben zusammen ergeben die Farbe Weiß ... und Weiß beinhaltet diese Farben, die er beim Aufstieg eingeatmet hatte ... all diese Farben hatte er eingeatmet ... überall diese Schönheit der Natur, diese Frische, Zuversicht und Liebe.

Hier kann bei Bedarf eine Suggestion mit heilendem Licht (Abwandlung des „Heilenden Tempels" aus dem 1.Band) integriert werden.

Der Kobold fühlt sich anders ... anders als er damals den Hügel begann hochzulaufen ... er sieht in sich selbst die Regenbogenfarben pulsieren ... in jeder Zelle ... und ist positiv verwundert ... er weiß, Alles, was er braucht, findet er im weißen Licht, das ihn überall umgibt ... alles, was er braucht, trägt er auch in sich ... mit den Farben, den eingeatmeten Farben.
Zufrieden begibt er sich auf den Weg ... zurück ... über

die violette Wiese ... vorbei am blauen See mit seinem

erfrischenden Wasser ... durch den grünen Wald und

vorbei an den Sicherheit gebenden Fichten und

Tannen ... über die gelbe und orangefarbige Wiese ...

bis zu den roten Blüten ... jederzeit kann er wieder hier

her kommen.

Ein Mobiltelefon klappte zu ... die Frau lag mit dem

Kopf auf dem Bauch des Partners ... im Park ... sie sieht

anders aus ... frischer ... erzählte meine Geschichte ...

Hunde liefen bellend umher ... in dem Zeitungsartikel

über den Englischen Garten in München ... ich saß auf

der Bank ... machte meinen Rucksack auf ... und

schaute in den Spiegel ... irgendwie hatte sich alles

verändert ... ich stand auf, verließ den alten

ausgetretenen Weg, gehe jetzt aufrecht und lächelnd

über die grüne Wiese.

Asthma

Diese Wirkhypnose kann leicht in das Skript „Heilender
Tempel" aus dem 1.Band integriert oder mit dem Archiv
der Vergangenheit *auf Seite 98 kombiniert werden.*
Vorab ist es sinnvoll dem Klienten ein Bild des Thalamus
zu zeigen (Google).

Du hast seit _____ Jahren Asthma. Und das
Interessante an Asthma ist, dass Asthma keine
Krankheit, sondern lediglich ein Symptom ist. Du
wunderst Dich vielleicht jetzt. Aber glaube mir, Asthma
ist nichts anderes als eine Verengung der Atemwege,
der Bronchien. Und diese Verengung wird vom
Unterbewusstsein gesteuert und zwar über den
Thalamus. Der Thalamus ist in unserem Gehirn
ziemlich in der Mitte angesiedelt.
Bei Asthma sendet diese Region Informationen an die
Muskeln rund um die Bronchien mit dem Befehl sich zu
kontrahieren, sich also zusammenzuziehen, wenn Du
ausatmest. Alles in diesen Bereichen um die Bronchien
zieht sich zusammen. Die Bronchien, die

Bronchialmuskulatur ... alles zieht sich zusammen, sodass Asthmatiker Probleme haben richtig auszuatmen ... einatmen können Asthmatiker problemlos.

Beim Ausatmen entsteht beim Asthmatiker ein Geräusch ... durch die gestaute Luft verursacht. Diese Verkrampfung beruht oft auf dem Umstand, dass der Asthmatiker Angst empfindet oder empfand. Angst vor bestimmten Situationen, oder einer bestimmten Situation ... ausgelöst in der Vergangenheit ... in einer Situation, in der nach Hilfe geschrien wurde … vor Angst vielleicht, vor gefühlter Todesangst in der einen Situation ... jedoch niemand kam, um zu helfen ... und der Atem blieb damals im Halse stecken. Der Asthmatiker schaffte es die Situation zu überwinden und lernte diese Angst zu unterdrücken ... ganz weit unten ... in seinem Unterbewusstsein ... die Situation, in der nach Hilfe geschrien wurde und niemand hörte die Hilfeschreie.

Die Schreie konnten durch eine Bedrohung, Angst vor einer Operation oder vor dem Alleinsein hervorgerufen worden sein ... oder in einer anderen bedrohlichen Situation ... die Situation war gewiss sehr, sehr bedrohlich ... damals. Vielleicht nicht für einen Außenstehenden, aber ganz bestimmt für den Asthmatiker.

Der Vorfall von damals, in dem so geweint und nach Hilfe geschrien wurde, er wurde nur unterdrückt ... die Schreie nach Hilfe, Liebe und Unterstützung oder vielleicht einem anderen Bedürfnis, sind jedoch immer noch da. Ganz laut kann man sie hören ... bei jedem Röcheln ... wegen des Vorfalls damals ... dem Unterdrücken des immer noch schwellenden Vorfalls. Dieser Vorfall ist der Auslöser für Dein Asthma. Dieser Vorfall lässt Deine Muskeln rund um Deine Bronchien sich zusammenziehen ... er ist der Grund für Dein Röcheln ... für Dein Asthma ... das Röcheln zeigt dem Asthmatiker, dass er noch am Leben ist ... er hört sich selbst atmen ... er hat überlebt ... Du hast überlebt.

Es kann auch vorkommen, dass ein Asthmatiker sich selbst Vorwürfe macht ... vielleicht hätte er damals anders reagieren sollen ... oder müssen ... vielleicht gibt er sich die Schuld an der Situation ... und bestraft sich selbst ... mit Asthma. Vielleicht ist es eine Kombination aus all dem.

Und vielleicht erinnerst Du Dich auch an diesen Vorfall, der vielleicht zufällig genau dann passierte, als Du ihn Dir gewünscht hattest ... und Du diesen Wunsch von damals jetzt vielleicht bereust ... oder vielleicht fühlst Du Dich schuldig, dass sich Deine Eltern gestritten hatten und sich vielleicht haben scheiden lassen, oder Du fühlst Dich schuldig an dem Verkehrsunfall. Egal, was es auch immer war. Du warst sicherlich nicht der Grund dafür. Du beschuldigst Dich und bestrafst Dich dafür heute noch ... der Vorfall liegt aber in der Vergangenheit ... weit, weit weg von hier ... und es ist JETZT die Zeit, dass Du dieses Gefühl Dich selbst bestrafen zu müssen aufgibst. Du brauchst dieses Gefühl nicht mehr und Du brauchst auch kein Asthma. Du hast auch diese Situation überlebt ... diese schreckliche Situation, in der Du so viel Angst hattest ... nicht zu überleben ... nach Hilfe geschrien ... niemand kam ... Du begannst zu röcheln, damit Du Dich selbst hast hören können, dass Du überlebt hast ... Du hast

überlebt ... Du bist hier ... es gibt keinen Grund mehr zu

röcheln ... Du kannst Dich und Deine Atemwege

entspannen ... entspanne Dich ... spüre, wie sich Deine

Bronchien und die Muskulatur um sie herum immer

mehr entspannen ... Du bist in Sicherheit ... und je

entspannter Du wirst, desto mehr realisierst Du, dass

Du diese Situation in der Vergangenheit liegt ... weit,

weit weg ... in der Vergangenheit und das Du sie jetzt

loslassen kannst ... lasse sie jetzt los und entspanne

Deine Muskeln ... Du kannst atmen, auch ohne zu

röcheln ... ganz tief kannst Du einatmen und ausatmen

ohne zu röcheln ... ganz entspannt ... ohne Ton ... ohne

ein Geräusch ... immer entspannter und entspannter.

Du spürst vielleicht jetzt schon, wie sich Deine

Bronchien weiten ... immer weiter werden Deine

Bronchien ... immer tiefer kannst Du nun ein- und

ausatmen.

Spüre, wie es immer einfacher und einfacher wird zu

atmen ... immer weiter werden Deine Bronchien ...

immer entspannter ... immer tiefer ein- und ausatmen

... genieße dieses Gefühl der Freiheit.

Erröten

Diese Wirkhypnose kann leicht in das Skript „Heilender Tempel" aus dem 1.Band integriert werden.

Es gibt für Dich jetzt keinen Grund mehr rot anzulaufen. Du bist voller Selbstbewusstsein ... in jeder Zelle Deines Körpers ... voller Selbstbewusstsein und Zuversicht ... Du hast die Kontrolle ... Du bist unter Deiner eigenen Kontrolle.

Stelle Dir die Situation(en) vor, in denen Du in der Vergangenheit rot wurdest ... und jetzt noch mal die gleiche(n) Situation(en), mit Deinem eben gewonnenem Selbstbewusstsein, das Du in jeder Zelle spürst ... schau Dich an ... in diesen Situationen, wie Du sie gemeistert hast ... es gibt keinen Grund mehr unsicher zu sein ... schau Dir alle Situation(en) an und wie Du jetzt mit ihnen umgehen kannst.

Ich lasse Dir nun zwei Minuten Zeit, in denen Du Dir alle Situation(en) anschaust, in denen Du in der Vergangenheit rot angelaufen bist ... stelle Dir die gleiche(n) Situation(en) vor, wie Du sie jetzt mit

Deinem Selbstbewusstsein, Deiner Zuversicht und
Deiner Kontrolle meisterst.

*Lassen Sie dem Klienten zwei Minuten Zeit, sich alles
genau vorzustellen.*

Und jedes Mal, wenn Du das Gefühl haben solltest,
dass Du errötest, nimmst Du dreimal einen tiefen
Atemzug, hältst die Luft an und atmest langsam
wieder aus. Dabei stellst Du Dir vor, dass Du ganz viel
Selbstbewusstsein in Dich einatmest ... in jede Zelle ...
Selbstbewusstsein ... in jede einzelne Zelle ... und dann
weißt Du, dass Du die Situation ganz gelassen und
entspannt angehen kannst.

Du hast ab sofort alle diese Situation(en) unter
Kontrolle, kannst voller Selbstbewusstsein und
Zuversicht diese und ähnliche Situation(en) immer und
immer wieder meistern.

Zähneknirschen

Diese Wirkhypnose kann leicht in das Skript „Heilender Tempel" aus dem 1.Band integriert werden.

Du fühlst Dich jetzt richtig gut ... Du bist zufrieden mit Dir ... überall in Deinem Körper ist das heilende Licht ... überall ist jetzt Entspannung ... Wärme ... Geborgenheit ... nichts kann Dich mehr belasten ... Du bist vollkommen zufrieden und in Harmonie mit Dir selbst ... alles Negative wurde von dem heilenden Licht aus Dir herausgelöst ... Alles, was Dich nervös gemacht hatte, Alles, was Dich belastete ... all dies ist aus Deinem Körper gelöst ... überall, wo diese negativen Gedanken und Gefühle waren, ist nun heilendes Licht ... und in Dir ist auch ganz tief verankert, dass Du das Zähneknirschen nicht mehr brauchst ... immer, wenn Du die Zähne in der Nacht wieder so fest zusammen beißt, um mit dem Knirschen zu beginnen, ... immer dann spürst Du die Anspannung Deiner Kiefermuskulatur bewusst oder vielleicht unbewusst ... Du holst einen tiefen Atemzug und Deine

Kiefermuskeln entspannen sich wie von selbst, ... jede Anspannung atmest Du langsam unbemerkt von Deinem Schlaf aus ... Du schläfst wieder tief und fest, jede Nacht ... Dein ganzer Körper entspannt sich in der Nacht und Du schläfst tief und fest, ohne zu knirschen.

Brustvergrößerung

Du gehst über einem wunderschönen abgelegenen Strand. Einen Strand, so wie Du ihn Dir schon immer vorgestellt hast. Du fühlst den Sand unter Deinen Füßen und die Wärme der Sonnenstrahlen auf Deiner Haut. Du bist alleine hier an diesem kilometerlangen Strand und Du erkennst, dass niemand um Dich herum ist und Dich niemand stören kann.

Und intuitiv weißt Du, dass dieser Strand ein besonderer Strand ist. Ein Strand der Veränderung. Du veränderst Dich und Dein Leben.

Du genießt diesen schönen Sommertag und legst Dich auf den warmen, weichen, weißen Sand. Du hörst das sanfte Plätschern des Wassers, den Klang der Wellen. Der Himmel erscheint in einem tiefen Blau, wie Du es noch nie zuvor gesehen hast. Es gibt keine Wolke am Himmel, das Sonnenlicht glitzert auf dem schönen türkisen Meer und alles ist so ruhig und so friedlich, so ruhig und friedlich.

Voller Vorfreude auf die Dinge, die nun geschehen, atmest Du tief ein und langsam wieder aus und genießt diese wunderbare Ruhe und Geborgenheit. Du liegst auf diesem Traumstrand, auf dem weißen, weichen und warmen Sand und lauschst dem Rauschen der kleinen Wellen. Du spürst die Wärme der Sonne auf Deiner Haut, öffnest das Oberteil Deines Bikinis, ziehst es aus und legst es neben Dich auf den Strand. Du lässt die Sonne auf Deinen Körper scheinen und Du fühlst diese wunderbare Wärme auf Deiner nackten Haut.

Bade Deinen Körper in dieser Wärme, die Dir die Sonne spendet ... genieße die Sonne und die Wärme.

Jetzt spürst Du, wie die Sonne Deinen Oberkörper mehr und mehr erwärmt ... Du spürst ein leichtes Kribbeln in Deinen Brüsten, welches bei jedem Atemzug immer stärker und stärker wird ... bei jedem Atemzug wird das leichte, angenehme Kribbeln immer intensiver ... und Du weißt, dass das Kribbeln vom nährenden Blut stammt, dass in Deinem Brustbereich bei jedem Herzschlag kraftvoll pulsiert.

Dieses Blut versorgt Deine Zellen mit Nährstoffen und Sauerstoff ... und diese Nährstoffe und dieser

Sauerstoff werden benötigt, damit die Fettzellen in Deinen Brüsten wachsen ... fühle das wunderbare warme und prickelnde Gefühl, dass jetzt durch Deine Brüste strömt.

Wenn Du schon mal ein Baby hattest, wirst Du Dich vielleicht gerne an das Gefühl in Deinen Brüsten erinnern als die Milch einschoss und an das warme und prickelnde Gefühl, als das Baby an Deinen Brustwarzen saugte. Und das Blut zirkulierte in Deinen Brüsten und nährte diese, damit Dein Körper Fettgewebe bilden konnte und sie füllte ... Deine Brüste wurden immer größer und größer und strammer und strammer.

Stell Dich jetzt mit Deiner Idealfigur hier am Strand vor, Deine Brüste sind groß und stramm, wie Du es Dir wünschst ... jetzt hier am Strand. Du stellst Dich nun mit Deiner Idealfigur und Deinen großen Brüsten vor und Du fühlst Dich gut, Du bist stolz ... schau Dich genau an ... und spüre diesen Stolz auf Deinen tollen Körper mit den großen strammen Brüsten. Du stehst aufrecht, die Schultern zurück, den Kopf gerade und

57

Du siehst gut aus mit Deinen Brüsten. Du fühlst Dich gut und glücklich.

Und vielleicht möchtest Du Deinen Partner mit Deinen straffen und größer werdenden, wachsenden Brüsten innerhalb eines Monats überraschen. Vielleicht auch erst in zwei Monaten, oder auch erst in drei. Die Geschwindigkeit, wie schnell Deine Brüste wachsen werden, entscheidet alleine Dein Körper und Dein Unterbewusstsein. Sicher ist jedoch, dass Deine Brüste schnell, ganz schnell, auf eine für Dich gesunde Weise wachsen. Und vielleicht spürst Du auch jetzt schon, dass Dein Körper all seine Energie in das Wachstum Deiner Brüste und der umgebenen Muskulatur steckt. Das Kribbeln wird immer stärker und immer kraftvoller. Die Brüste werden fester und fester und strammer und strammer . Bei jedem Atemzug wachsen von nun an Deine Brüste mehr und mehr und sie werden immer fester und fester.

Es ist ein gesundes Wachstum Deiner Brüste, das Deinem Körper nicht schadet. Deine Brüste werden von nun an immer größer und größer, bis sie die

Körbchengröße _____ haben, die Du Dir so wünschst.

Bettnässen

Diese Wirkhypnose kann leicht, wenn auch ein wenig abgewandelt, in das Skript „Heilender Tempel" aus dem 1.Band integriert werden.

Es ist Morgen und Du fühlst Dich richtig gut. Du bist wach und freust Dich auf den Tag und was er Dir an Positivem bringen wird. Du weißt, dass Du Dich am Abend einfach in Dein Bett legen und beruhigt einschlafen kannst. Es ist einfach für Dich in der Nacht aufzuwachen, wenn es notwendig ist, weil Du auf die Toilette gehen musst. Du wachst einfach auf, gehst ins Bad und bist hellwach. Du pinkelst in die Toilette, so wie Du es am Tag auch machst, kehrst in Dein Bett zurück und schläfst wieder ein. Wenn Du dann wieder am Morgen aufwachst, erinnerst Du Dich daran, dass Du in der Nacht auf warst.

Es gibt keinen Grund für Dich weiter Bettnässer zu sein. Wenn Du auf die Toilette musst, wachst Du sofort auf. Denn Du schläfst ab sofort nur noch so tief, dass Du es merkst, wenn Du auf die Toilette gehen musst. Wenn

Du zu tief schläfst, sorgt Dein Unterbewusstsein automatisch dafür, dass Du sofort in einen leichteren Schlaf wechselst. Du kontrollierst Deine Muskeln, sodass das Bett trocken bleibt, genauso wie Du tagsüber Deine Muskeln kontrollieren kannst ... am Tag kannst Du Deine Muskeln ganz einfach kontrollieren ... und es ist der gleiche Muskel, der dafür sorgt, dass Du sofort mit dem Pinkeln aufhörst, wenn Du beim Pinkeln unerwartet gestört wirst, weil Du vergessen hattest die Tür abzusperren.

Es ist nicht Deine Schuld, dass Dein Bett feucht war. Niemand ist dafür verantwortlich. Du hast einfach zu fest geschlafen. Jede Nacht hast Du von nun an einen leichteren Schlaf, so leicht ist Dein Schlaf, dass Du es merkst, wenn Du auf die Toilette gehen musst und dennoch ist Dein Schlaf so tief, dass Du am nächsten Morgen ausgeschlafen und voller Energie bist.

Jede Nacht, in der Du leicht schläfst, wirst Du Dich auch an Deine Träume erinnern und wirst Dich auch daran erinnern, ob Du auf die Toilette gegangen bist. Und Du fühlst Dich gut. Denn Du weißt, dass Du es schaffst. Du fühlst Dich gut ... überall durchströmt nun dieses gute Gefühl der Gewissheit Deinen Körper ... von Kopf bis zu den Füßen. Du fühlst Dich gut. Denn Du weißt, dass Du ganz gesund bist und Alles gut ist. Du fühlst Dich gut. Denn Du weißt, dass Deine Familie Dich unterstützt und versteht.

Besser Lernen – Raum des Wissens

Nutzen Sie vor dieser Wirkhypnose eine gängige Einleitung. Lassen Sie bei der Hypnose dem Klienten ausreichend Zeit den Anweisungen zu folgen.

Du fühlst Dich vollkommen entspannt. Stell Dir nun einen großen Raum vor mit vielen Büchern ... vielleicht eine Bibliothek ... schau in den Raum des Wissens hinein ... trete in den Raum hinein, in die Bibliothek ... Du stehst jetzt mitten in diesem Raum des Wissens ... Du siehst den runden Tisch in der Mitte des Raumes mit dem Stuhl davor ... schau Dich um ... es ist ein Raum, den Du zum Speichern von Informationen nutzen kannst und zum Speichern von gelernten Dingen wie Fakten, Vokabeln, Regeln und vielem mehr ... ich weiß nicht, wo sich dieser Raum befindet ... es spielt auch keine Rolle. Denn dort, wo sich dieser Raum des Wissens befindet, ist es wichtig, dass Du Dich immer in diesen Raum des Wissens begeben kannst, wann immer Du es möchtest.

Schau jetzt in Dein Gehirn ... in Deinen Kopf ... und

suche den Raum, die Bibliothek, in der Du eben noch warst ... sehe den Raum des Wissens in Deinem Kopf ... da ist irgendwo dieser Raum des Wissens ... in Deinem Kopf ... suche den Raum des Wissens in Deinem Kopf. Vielleicht liegt der Raum in einem Bereich Deines Kopfes, den Du bislang noch nicht genutzt hast oder nur teilweise genutzt hast ... suche so lange, bis Du den Raum gefunden hast ... und wenn Du ihn gefunden hast, dann hebst Du den rechten [linken] Zeigefinger an ... damit zeigst Du mir, dass Du den Raum des Wissens in Deinem Kopf gefunden hast. Lasse Dir Zeit ... wir haben Zeit ... schau Dich in Deinem Kopf um, auf der Suche nach diesem Raum des Wissens ... und wenn Du diesen Raum gefunden hast, dann hebst Du den rechten [linken] Zeigefinger an ... lasse Dir Zeit.

Warten Sie, bis der Klient das Zeichen gibt. Evtl. können Sie die Aufforderung zum Suchen mehrfach wiederholen.

Ab sofort benutzt Du diesen Raum ... für seine Aufgabe Alles zu speichern, was Du speichern möchtest ...

vielleicht möchtest Du den Raum noch einrichten …

vielleicht möchtest Du ihn renovieren … vielleicht

Möbel umstellen … die Wände neu streichen … die

Lampen einschalten … Vorhänge aufhängen oder

waschen … die Rollos hochziehen … die Türen öffnen …

unternimm Alles, damit Du diesen Raum ab sofort

nutzen kannst … lass Dir Zeit damit … ordne Alles in

dem Raum so an, damit Du Dich hier wohl fühlst, in

Deinem Raum.

Ich werde nun für ein paar Minuten still sein. Diese Zeit

wirst Du nutzen, um den Raum so zu gestalten, damit

er Dir gefällt und Du ihn mit Freude aufsuchst und

Dich in ihm wohlfühlst.

1 – 2 Minuten Ruhe.

Du hast jetzt Deinen Raum des Wissens eingerichtet

und kannst ihn von nun an nutzen. Den Weg zum

Raum des Wissens kennt derzeit nur Dein

Unterbewusstsein … und jetzt zeigt Dein

Unterbewusstsein Deinem Bewusstsein den Weg zum

65

Raum des Wissens … Du zeigst jetzt Deinem Bewusstsein den Weg zu Deinem Raum des Wissens … und wenn Dein Bewusstsein den Weg kennt, hebst Du den rechten [linken] Zeigefinger an.

1 – 2 Minuten Ruhe. Warten Sie, bis der Klient ein Zeichen gibt. Evtl. müssen Sie die Aufforderung mehrfach wiederholen.

Dein Bewusstsein kennt nun den Weg zu Deinem Raum des Wissens … es weiß nun ganz genau, wie es in diesen Raum kommen kann.
Jetzt zeigt Dein Unterbewusstsein Deinem Bewusstsein, wie es in Deinem Raum des Wissens, Informationen ablegen kann … Dein Unterbewusstsein zeigt jetzt Deinem Bewusstsein, wie es im Raum des Wissens Informationen speichern kann. Du kannst ab jetzt mit Deinem Bewusstsein und Deinem Unterbewusstsein Vokabeln, Videos, Texte, Soundfiles, Bücher, mathematische Formeln, grammatikalische Regeln, einfach Alles … speichern.

Du speicherst die Informationen auf DVDs, ... oder vielleicht auch auf Speichersticks und andere Informationen, vielleicht auf einer der Festplatten oder in Form von Büchern oder Videos. Speichere ab sofort jede Information so ab, wie Du es möchtest. Alles, was Du speicherst, bleibt dort in Deinem Raum des Wissens ... Dein Unterbewusstsein zeigt Deinem Bewusstsein, wie es im Raum des Wissens Informationen ablegen und speichern kann. Wenn Dein Bewusstsein verstanden hat, wie es im Raum des Wissens Informationen speichern und ablegen kann, dann hebst Du den rechten[linken] Zeigefinger an.

1 – 2 Minuten Ruhe. Warten Sie, bis der Klient ein Zeichen gibt. Evtl. müssen Sie die Aufforderung mehrfach wiederholen.

In Deinem Raum des Wissens steht in der Mitte auf dem Tisch ein Monitor[Bildschirm], verbunden mit Deinem Hochleistungssprachcomputer ... der Sprachcomputer weiß genau, wo welche

Informationen im Raum des Wissens gespeichert sind

... zum Abrufen von Informationen und Antworten und zum Stellen von Fragen sprichst Du einfach in das Mikrofon auf dem Tisch und auf dem Monitor erscheint sofort die Antwort ... eine für Dich verwertbare Antwort.

Und alle Informationen kannst Du im Raum des Wissens abrufen ... alle Fragen kannst Du stellen ... alles Gespeicherte abrufen und verarbeiten. Dein Unterbewusstsein zeigt Deinem Bewusstsein jetzt, wie Du gespeicherte Informationen abrufen und verarbeiten kannst ... Dein Unterbewusstsein zeigt Deinem Bewusstsein jetzt, wie es Informationen erhalten kann und wie es Antworten auf alle Fragen bekommt.

Und wenn Dein Bewusstsein verstanden hat, wie es Informationen erhält und Fragen stellt und Antworten im Raum des Wissens bekommt, dann hebst Du den rechten[linken] Zeigefinger an.

1 – 2 Minuten Ruhe. Warten Sie, bis der Klient ein Zeichen gibt. Evtl. müssen Sie die Aufforderung mehrfach

wiederholen.

Dein Unterbewusstsein hat Deinem Bewusstsein nun den Weg in Deinem Raum des Wissens gezeigt ... Dein Bewusstsein und Dein Unterbewusstsein können in diesem Raum beliebig viele Informationen speichern ... beide können Informationen abrufen und Fragen stellen. Du weißt genau, wo der Raum ist, wie Du Alles, was Du möchtest, dort speicherst und wie Du Informationen und Antworten abrufen kannst. Und wenn Du das verstanden hat, dann hebst Du den rechten[linken] Zeigefinger an.

1 – 2 Minuten Ruhe. Warten Sie, bis der Klient ein Zeichen gibt. Evtl. müssen Sie die Aufforderung mehrfach wiederholen.

Wenn Du ab sofort Vokabeln lernst, Hausaufgaben machst, ein Buch liest, so wirst Du Dich selbst vorher in eine Trance versetzen, um alle Informationen im Raum des Wissens zu speichern. Hierzu rollst Du Deine Augäpfel nach oben, atmest tief ein, hältst die Luft für einen Augenblick in Deinen Lungen ... lässt Deine Augen weiter nach oben schauen, während sich Deine Augenlieder schließen, ... dann atmest Du doppelt so langsam aus, wie Du eingeatmet hast ... und drückst dabei den Zeigefinger und den Daumen Deiner linken Hand leicht zusammen ... in diesem Moment betrittst Du Deinen Raum des Wissens und Alles, was Du lernst, wird dort im Raum gespeichert und Alles, was Du wissen möchtest, kannst Du abrufen ... öffne dann Deine Augen und beginne mit dem Lernen.

Du verlässt den Raum auf die gleiche Art. Du rollst Deine Augen nach oben, atmest tief ein, hältst die Luft in Deinen Lungen, schließt Deine Augenlieder ... dann atmest Du doppelt so langsam aus, wie Du eingeatmet hast, entspannst Deine Augen und bist wieder im Hier und im Jetzt.

1 – 2 Minuten Ruhe.

Jedes mal, wenn Du Informationen und Antworten brauchst, wenn Du z.B. einen Test schreibst, betrittst Du Deinen Raum, indem Du Deine Augen nach oben rollst, einatmest, Deine Augen schließt, die Luft anhältst ... dann atmest Du doppelt so langsam wieder aus und drückst dabei den Zeigefinger und den Daumen Deiner linken Hand leicht zusammen ... Du bist dann wieder in Deinem Raum des Wissens ... und Dir stehen alle Informationen zur Verfügung. Gehe zum Monitor und stelle die Frage ... Du erhältst umgehend eine für Dich verwertbare Information.

Regelschmerzen

Diese Hypnose eignet sich gut, um in das Skript

„Heilenden Tempel" aus dem 1.Band eingebunden zu

werden. Das Skript kann jedoch auch für sich

alleinstehend, nach einer Einleitung genutzt werden. Es

macht auch Sinn diese Wirkhypnose als MP3 Ihren

Klientinnen zur Verfügung zu stellen. Dieses Skript folgt

einer Einleitung – vornehmlich einer Einleitung, die eine

warme Umgebung suggeriert wie z.B. Urlaub (Einleitung)

auf Seite 12.

Das Skript Taschenlampe (Vertiefung) *auf Seite 20 findet*

hier modifiziert Anwendung.

Du liegst hier auf dem warmen Sand Deines

Traumstrandes. Die Wärme des Sandes strömt in

Deinen ganzen Körper. Es ist eine angenehme

entspannende Wärme. Du spürst, wie sich die Wärme

bei jedem Ausatmen immer mehr und mehr in Deinem

Körper ausbreitet und Deine Muskeln sich entspannen

... besonders angenehm spürst Du die Wärme in

Deinem Unterbauch, an den Stellen im Unterbauch,

die eben noch verkrampft waren und die sich bei jedem langsamen Ausatmen immer mehr entspannen ... die Wärme dringt tiefer und tiefer in Deinen Unterbauch... und Du kennst dieses entspannende Gefühl. Es ist gerade so, als würdest Du Dir eine Wärmflasche auf den Bauch legen und alle angespannten Muskeln entspannen sich.

Zähle nun von Null bis Zehn ... langsam ... bei jedem Ausatmen atmest Du eine Zahl aus ... und mit jeder Zahl, die Du ausatmest, atmest Du die Verspannungen und die Schmerzen mit aus ... bei jedem Einatmen nimmst Du frische Luft in Dir auf ... stell Dir genau vor, wie diese frische Luft überall in Deinem Bauch[Unterbauch] die Verkrampfungen löst ... diese Verkrampfungen wollen raus aus Deinem Körper und Du tust ihnen den Gefallen und atmest sie bei jedem Ausatmen mit jeder Zahl aus ... immer mehr Entspannung im Bauch[Unterbauch] ... und Du fühlst bei jedem Ausatmen den Unterschied zwischen vorheriger Verspannung und der aufkommenden Entspannung ... dabei merkst Du, wie sich die Wärme

73

des Sandes, wie von einer Wärmflasche ausgehend, mehr und mehr in Deinem Bauch[Unterbauch] ausbreitet und Dich dabei unterstützt, die Krämpfe [und die Schmerzen] weniger und weniger werden zu lassen.

Einatmen ... frische Luft einatmen, ... Luft anhalten und Verkrampfung ausatmen 0 [1,2,3,4, ... 9,10] ...

Entspannung ... langsam atmen ... lass Dich atmen.

Sollten wider Erwarten die Krämpfe und die Schmerzen nicht weniger werden, kann die Passage mit dem Zählen ein wenig abgewandelt wiederholt werden oder mit der Taschenlampen-Abwandlung fortgeführt werden:

Du spürst, wie sich Deine Muskeln in Deinem Unterbauch mehr und mehr entspannen und sich die Wärme [der Wärmflasche] ausbreitet.

Stell Dir nun vor, Du hättest eine Taschenlampe in der Hand ... eine besondere Taschenlampe ... eine Taschenlampe, die heilendes Licht ausstrahlt ... schalte diese Taschenlampe jetzt an ... leuchte über Deinen

Bauch, dort wo vorhin noch Verspannung war ...

leuchte nach und nach über alle Stellen ... langsam

über Deinen ganzen Bauch ... und wenn Du irgendwo

noch versteckte Verspannung oder versteckte

Schmerzen finden solltest, holst Du tief Luft ... hältst

die Luft kurz an und atmest die Verspannung langsam

aus ... doppelst so langsam, wie Du eingeatmet hast ...

ganz langsam ... leuchte immer noch mit der

Taschenlampe auf die Stelle, wo vorher noch

Verspannung war ... und dort ist nun Entspannung ...

spüre diese Entspannung ... hervorgerufen vom

heilenden Licht der Taschenlampe. Lass Dir Zeit

Deinen ganzen Bauch zu durchleuchten ... und zu

entspannen ... leuchte nun weiter über Deinen

Bauch[Unterbauch] ... und wenn Du wieder eine Stelle

mit einer versteckten Verspannung oder Schmerzen

finden solltest, dann atmest Du wieder tief ein, hältst

die Luft an und atmest die Verspannung langsam aus.

Leuchte weiter auf die Stelle mit der Taschenlampe, bis

auch an dieser Stelle vollständige Entspannung ist.

Diesen Abschnitt ggf. wiederholen und die Klientin mit der Suggestion unterstützen.

Dieser entspannte Zustand, dieses wunderbare Gefühl speicherst Du nun tief in Deinem Unterbewusstsein ab. Tief und fest speicherst Du dieses Gefühl ab. Und jedes Mal, wenn Du Deine flache Hand auf Deinen Bauch legst und zu Dir sagt „Ich fühle mich großartig und entspannt", wird sich dieses entspannende Gefühl sofort wieder in Dir ausbreiten ... je öfter Du dieses wunderbare Gefühl in Dir aufkommen lässt, desto einfacher wird es für Dich sein, Deine Regel zu haben.

Medikamente suggerieren

Mittels Hypnose ist es durchaus möglich auch die Wirkung von Medikamenten zu suggerieren – jedoch mit dem großen Vorteil, dass Nebenwirkungen nicht suggeriert werden.

Diese Suggestion kann in eine andere Wirkhypnose eingebunden werden, muss jedoch (z.B. bei den Regelschmerzen von Seite 72) entsprechend adaptiert werden. Daher dient diese Suggestion ausschließlich zur Orientierung – als Beispiel.

Du liegst hier und Deine Muskeln in Deinem Bauch sind jetzt entspannter als zuvor ... stelle Dir nun vor, wie Du wieder eine Tablette des Medikamentes *Arzneinamen* in der Hand hältst und sie nun in Deinen Mund legst ... spüre genau, wie die Tablette in Deinem Mund liegt ... schmecke sie ... spüre ihre Form ... nimm ein Glas Wasser ... nimm einen großen Schluck ... ganz deutlich kannst Du die Frische des Wassers in Deinem Mund spüren ... und spüre, wie Du jetzt die Tablette mit dem Wasser herunterschluckst ... wie das Wasser die Tablette mitreißt ... hinunter in Deinen Bauch ...

siehe jetzt, wie die Tablette Deinen Magen erreicht ...

dort ankommt ... wie die positive Wirkung aus der

Tablette herausströmt ... [es ist fast so, als würde die

Wirkung leuchten ... so, als wäre sie aus heilendem

Licht ...] und nun von Deinem Körper gerne

aufgenommen wird ... die positive Wirkung wird jetzt

in Deinen Körper aufgenommen und dringt in Deine

Blutbahn ... dies kann ein bisschen dauern ... lass Dir

Zeit ... fühle wie die [leuchtende] positive Wirkung in

Deine Blutbahn strömt ... lass Dir Zeit ... bis so viel

[leuchtende] positive Wirkung in Deiner Blutbahn

aufgenommen wurde, wie Dein Körper braucht ... Dein

Unterbewusstsein weiß genau, wie viel Dein Körper

von der positiven Wirkung aufnehmen muss ... es ist

nur so viel, wie Dein Körper wirklich braucht, um die

Krämpfe in Deinem Unterbauch zu lösen... und Du

Dich dadurch entspannen kannst ... lass Dir Zeit und

siehe, wie die [leuchtende] positive Wirkung in Deiner

Blutbahn zirkuliert ... wenn Du ausreichend positive

Wirkung aufgenommen hast, hebst Du Deinen rechten

[linken] Zeigerfinger.

1 bis 2 Minuten warten.

Jetzt, da die positive Wirkung in Deiner Blutbahn
schwimmt [und dort leuchtet], siehst Du, wie sie in
Deinen Adern, geführt von Deinem Unterbewusstsein,
zu den verkrampften Stellen in Deinem Körper strömt
... Du weißt genau, dass die [leuchtende] positive
Wirkung in Deinem Körper sich nur in den Regionen
entfaltet, in denen Du wegen der Regelschmerzen
verkrampft bist.

Suche nun die Stellen, die so verkrampft sind ... lass
beim nächsten Ausatmen die [leuchtende] positive
Wirkung in diesen Bereich Deines Körpers fließen ...
und nur dort hin ... atme aus und spüre, wie die
Krämpfe sich lösen ... gut so.

Suche nach einer anderen Region in Dir, die
verkrampft ist ...

Infusion suggerieren

Dieses Skript ähnelt dem Skript Medikamente
suggerieren *von Seite 77. Es dient als Veranschaulichung,
wie neben Tabletten auch Infusionen suggeriert werden
können.*

Du liegst hier auf der Liege[Bett] ... wie immer, wenn
Du Deine Infusion erhältst ... Du blickst nach
rechts[links, vorne] und Du siehst den Infusionsbeutel
[Infusionsflasche] mit Deinem Medikament an der
Vorrichtung hängen ... langsam tropft die Infusion in
einer für Dich gesunden Geschwindigkeit in den
Schlauch, der an Deiner Hand [Armbeuge]
angeschlossen ist ... um dann in Deine Vene zu
münden.
Die Fließgeschwindigkeit ist genauso, wie sie immer
von Deinem Arzt am Durchflussregler mit dem
Rädchen eingestellt wird ... Du siehst, wie die
Infusionsflüssigkeit in die Tropfkammer unter dem
Beutel [Flasche] tropft ... um von dort in den Schlauch
zu fließen ... ganz deutlich spürst Du nun auch, wie die

Flüssigkeit in Deine Vene fließt ... Du spürst die Kühle rund um die Eintrittsstelle an Deinem Arm[Hand] ... Du bist völlig entspannt, denn Du weißt, dass ausschließlich die positive Wirkung in Deine Venen tropft ... die Wirkung der Suggestion ist frei von Nebenwirkungen ... Du bist entspannt und merkst ...

- wie sich die positive Wirkung der Flüssigkeit in Deinem Körper ausbreitet ... in Deinen Adern mehr und mehr ausbreitet ... überall in Deinem ganzen Körper verteilt sich die positive Wirkung der Infusion ... mit jedem Atemzug ... in die großen dicken Adern ... in die kleinen Adern ... in die Kapillaren ... in jede Zelle Deines Körpers.

Wenn eine Infusion nur lokal wirken soll, z.B. bei einem Tumor oder bei einer rheumatischen Erkrankung an den Gelenken, so ist die Wirkung nur auf diese Bereiche zu beschränken:

- wie sich die positive Wirkung, gesteuert von Deinem

Unterbewusstsein, auf den Weg zu all den desorientierten Zellen macht, die in Deinem gesunden Körper nichts zu suchen haben. Dein Unterbewusstsein sucht alle desorientierten feigen Zellen, die nicht in Deinem Körper sein sollten ... die heilende[leuchtende] Wirkung dringt jetzt nach und nach in alle unerwünschten Zellen, die Dein Unterbewusstsein gefunden hat, und nur dort dringt sie ein ... Du kannst richtig spüren, wie die positive[leuchtende] Wirkung in die unerwünschten Zellen eindringt und diese schwächt, damit Dein Körper sie leichter abbauen kann [... oder diese vielleicht sogar an der Wirkung zugrunde gehen].

oder

- wie sich die positive[leuchtende] Wirkung, gesteuert von Deinem Unterbewusstsein, auf den Weg zu den entzündenden Gelenken macht ... mit der Unterstützung Deines Unterbewussteins sucht die positive kühlende Wirkung nach den

TNF-alpha-Rezeptoren an den betroffenen Gelenken ...

Dein Unterbewusstsein dirigiert die positive kühlende

Wirkung zu den Gelenken und blockiert alle

TNF-alpha-Rezeptoren, damit die TNF-Moleküle nicht

mehr andocken können und die Entzündungen

gehemmt werden ... immer kühler werden Deine

Gelenke ... immer mehr ziehen sich die Entzündungen

zurück ... immer kleiner werden die Entzündungsherde

... immer kühler und immer kühler ... die Schwellungen

rund um die Gelenke reduzieren sich ... und mehr und

mehr verstärken sich Deine Selbstheilungskräfte ... bei

jedem Ausatmen ... immer mehr.

oder

- wie sich die positive Wirkung auf den Weg durch

Deine Adern macht. Dein Unterbewusstsein sucht alle

TNF-Moleküle in Deinem Körper, damit sich die

positive Wirkung an die TNF-Moleküle hängt und diese

damit verformt ... so, als würdest Du ein Gewicht an ein

Kindermobile hängen, das sich dann verformt und

nicht mehr ausgerichtet ist ... genauso verformen sich die TNF-Moleküle, wenn sich Dein Medikament an diese Moleküle hängt ... die TNF-Moleküle können sich durch ihre neu Form nicht mehr mit den TNF-alpha-Rezeptoren verbinden ... Deine Entzündungen in all Deinen betroffenen Gelenken werden dadurch gehemmt.

Passen Sie diese Suggestionen an die Bedürfnisse Ihres Klienten an. Wiederholen Sie das Fließen und die Wirkung des Medikamentes in der Suggestion. Verbinden Sie diese Suggestion auch mit der Suggestion des „Heilenden Tempels" aus dem 1.Band.

Schuppenflechte - Psoriasis / Neurodermitis

Dieses Skript kann abgewandelt wunderbar in den

„Heilenden Tempel" aus dem 1.Band eingebunden als

auch alleinstehend genutzt werden. Thema ist Psoriasis.

Eine Adaption für die Heilung von Neurodermitis ist

einfach. Auslöser beider Krankheiten kann Stress sein.

Neben der Haut können bei beiden Krankheiten auch die

Fingernägel und der Knochenbau des Klienten in

Mitleidenschaft gezogen worden sein. Ändern Sie das

Skript dann ab.

Fragen Sie vor der Hypnose den Klienten, an welches

einfaches Problem er sich in der Vergangenheit erinnern

kann, dessen Lösung ihm half ein anderes Problem zu

bestehen oder auf dessen Lösung er aufbauen konnte.

Du bist hier am Strand am Toten Meer und Du spürst

die angenehme Wärme der Sonne ... diese

beruhigende und entspannende Wärme ... die Dich

einhüllt ... spüre sie ganz genau ... wie sie Dich mehr

und mehr entspannt ... Du riechst die salzige Luft ...

dieses Salz ... dieses natürliche Heilmittel ... das

Geschenk der Natur ... Du spürst das Salzwasser auf

Deiner Haut ... es fühlt sich eher wie Öl als wie Wasser

an ... es ist das Wasser des Toten Meeres ... das Wasser

im Toten Meer ... es ist das Meer mit der höchsten

Salzkonzentration ... das Meer, dass tiefer als der

Meersspiegel liegt ... das Wasser des Toten Meeres ist

so dicht, dass Du Dich einfach in das Wasser legen

kannst und nicht untergehst ... Du kannst Dich jetzt auf

das Wasser legen, einfach treiben lassen und Dich

noch mehr entspannen ... gerade so, als würdest Du

auf einer großen Luftmatratze auf dem Rücken liegen

... es gibt keine Wellen am Toten Meer, keine Fische ...

nur reine Entspannung ... die Wärme der Sonne

berührt sanft Deine Haut ... der leichte angenehme

Wind streichelt Dich, wenn er Dich fast zärtlich

anhaucht ... Du merkst, wie das salzige Wasser Deiner

Seele und Deiner Haut gut tut ... Deinen Geist

entspannt ... Deine Haut heilt ... wir müssen nicht

verstehen, wie dies funktioniert ... wichtig ist nur, dass

die Kombination aus Salzwasser und den

Sonnenstrahlen in diese tiefer gelegene Region dafür zuständig sind ... für Deine Heilung ... das Meer liegt 400 Meter tiefer als andere Ozeane ... die Sonnenstrahlen sind einmalig an diesem Ort ... die Luft ist trocken ... und überall ist eine friedliche Ruhe ... spüre, wie Dich das Wasser von alleine trägt ... Du kannst nicht untergehen ... es schwimmt Dich von selbst ... Du kannst Dich vollkommen entspannen in diesem angenehm warmen Wasser und das Licht der Sonne auf Dich wirken lassen ... Du wirst immer entspannter und entspannter ... bei jedem Ausatmen. Du bist hier am Toten Meer und treibst langsam und wie schwerelos über das Wasser. Am Horizont siehst Du die Bergkette ... die das Meer am Ufer auf der anderen Seite von Jordanien her umschließt. Die Berge sind aus braunem Stein ... der Kamm der Bergkette ist gut zu erkennen. Weit weg ist diese Bergkette ... sie liegt friedlich da, so wie Dein Körper auf der Wasseroberfläche. Alles ist ruhig und entspannt ... ganz ruhig.

Und vielleicht fragst Du Dich, weshalb Du überhaupt

hier bist ... und dann erinnerst Du Dich daran, dass Du wegen Deiner Haut hier bist ... und noch eine Frage kommt auf ... warum die Haut überhaupt so reagiert ... warum der Körper so reagiert ... mit Psoriasis ... mit Schuppenflechte ... wegen des Problems ... wegen des Stresses damals ... damals ... wegen dem Du anfingst ... wegen dem Du Deine Haut aufkratzt.

Belastung und Stress sind die Ursachen für Deine Schuppenflechte ... durch ein Problem in der Vergangenheit ... vielleicht durch die Pubertät ... vielleicht eine Operation ... vielleicht aus Angst vor einem anderen Problem ... Stress hat sich in mancher Deiner Hautzellen eingelagert und die Schuppenflechte ausbrechen lassen ... Stress in manchen Deiner Hautzellen ... Dein Unterbewusstsein hatte einigen Deiner Hautzellen Stress suggeriert, so dass sich Deine Haut an manchen vereinzelten Stellen alle 3 bis 7 Tage erneuert ... wegen des Stresses ... Dein Körper wollte sich von etwas lösen ... abschütteln ... los werden und deshalb teilen sich Deine Zellen so oft ... da ist Stress in Deinen Zellen ... andere Hautzellen

Deines Körpers wissen, dass sie sich nur alle 27 Tage
erneuern müssen ... Dein Unterbewusstsein und Dein
Bewusstsein waren desorientiert damals in der
Vergangenheit in dieser einen Situation ... wegen
dieses einen Problems ... wegen des Stresses ... und
vielleicht hast Du diese Situation verdrängt ... weil Du
Angst hattest nicht zu überleben ... oder zu versagen ...
vielleicht hattest Du damals geweint ... Dich alleine
gefühlt ... Du warst vielleicht in einer Sackgasse ...
vielleicht fühltest Du Dich unterlegen oder ungeliebt ...
unverstanden ... missbraucht.

Wegen des einen Problems ... des großen Problems ...
so groß wie ein Berg ... unüberwindlich ... stand es vor
Dir ... groß und unbarmherzig ... vielleicht erinnerst Du
Dich nicht mehr an das Problem ... damals ... damals
hast Dich auch dazu entschieden Deine Haut
aufzukratzen ... Dich vielleicht zu bestrafen für Dein
Problem ... Du fühlest Dich vielleicht schuldig ...
vielleicht war alles ausweglos ... Du dachtest damals
vielleicht „das schaffe ich nie" oder „das ist zuviel für
mich" ... damals ... als Deine Schuppenflechte anfing

Dich zu peinigen ... immer wenn Du dachtest „das schaffe ich nie" oder „das ist zuviel für mich" oder wenn ein Problem vor Dir auftauchte ... immer dann wurde auch Deine Schuppenflechte schlimmer.

Ich möchte, dass Du Dich an ein anderes kleines Problem aus der Vergangenheit erinnerst ... (*wichtig ist, hier ein Problem zu nennen, dass der Klient hatte und alleine lösen konnte*) ... ohne dieses Problem hättest Du vielleicht diese eine wichtige Erfahrung nicht machen können ... hättest vielleicht das darauffolgende Problem (*Vorgespräch*) nicht bewältigen können ... weil Dir genau diese eine Erfahrung gefehlt hätte ... und ohne Erfahrung gibt es keine Entwicklung ... die vom Kind zum Manne[Frau] ... Probleme unterstützen Dich ... sie haben Dich weitergebracht ... das Wort Problem beschreibt ursprünglich das Wort Lösung ... genau bedeutet es „das, was zur Lösung vorgelegt wurde" ... daher ist ein Problem eine Lösung und positiv ... und Du weißt, dass Pro immer etwas Gutes bedeutet ... Probleme helfen Dir ... Probleme sind Berge, die Du erklimmen kannst ... so wie Du schon ganz viele Berge erklommen hast ... immer und immer wieder ... kleine Berge ... mittlere Berge und große Berge ... auch ohne, dass Du es vielleicht gemerkt hast ... und ohne die kleinen hättest Du die mittleren und die großen nicht lösen können ... rückblickend sind viele Probleme von früher einfach lustig und nicht bedrohlich ... damals ... früher ... damals, als Du vor ihnen standst ... wenn Du von heute zurückschaust auf damals, dann erkennst Du, dass Probleme in der Vergangenheit Lösungen waren ... kleine Berge ... so wie der kleine Berg, wegen dem Du Dich entschieden hast, Psoriasis zu bekommen ... damals ... vor dem kleinen großen Berg ... und dieser kleine Berg ... eigentlich ist er rückblickend nur ein Hügel ... der ist weit weg ... so weit weg ... wie die Hügel auf der anderen Seite in Jordanien ... am Ufer, auf der anderen Seite des Toten Meeres ... weit weg.

Jetzt weißt Du, dass Probleme in Wirklichkeit Lösungen sind ... jedes Problem ist eine Lösung ... Du weißt, dass Du alle Berge erklimmen kannst ... so wie

damals ... die kleinen und mittleren und die großen ...
Du brauchst daher den ganzen Stress, der sich damals
in die Zellen Deiner Haut eingenistet hat und die
Psoriasis verursachte, ab sofort nicht mehr ... den
ganzen Stress, wegen dem Du Dich immer wieder
gekratzt hattest ... selbst verwundet hattest ... sehe in
Deinen Zellen JETZT den Stress ... sehe ihn ... sehe seine
Farbe ... sehe, wie der Stress sich an Deinen Zellen
festklammert ... sehe, wie er sich angstvoll festhält an
Deinen Hautzellen ... er weiß, dass Du ihm auf die
Schliche gekommen bist ... Du brauchst diesen Stress
in Deinen Zellen nicht mehr ... Deine Hautzellen wollen
sich entspannen ... ohne den Stress von damals ... der
kraftlose Stress ... der angstvolle Stress ... schau ihn Dir
dann ... und diesen Stress atmest Du gleich aus ... ...
wenn ich es Dir gleich sage, holst Du tief Luft, hältst die
Luft kurz an und bläst diesen Stress aus den Hautzellen
heraus ... atme nun ganz tief die gesunde heilende Luft
in Dich ein ... halte die Luft an ... atme nun doppelt so
langsam wieder aus und blase den ganzen Stress dabei
aus Dir heraus ... aus Deinen Hautzellen heraus ... und

noch einmal ... atme die frische gesunde Luft tief ein,

halte die Luft an ... ... atme nun doppelt so langsam

wieder aus und blase den ganzen Stress heraus ... aus

Deinen Hautzellen heraus ... suche weiter nach dem

Stress von damals in Deinem Körper ... in Deinen

Hautzellen ... atme die frische gesunde Luft tief ein,

halte die Luft an ... atme nun doppelt so langsam

wieder aus und blase den Stress aus ... lass Dir Zeit.

Du atmest wieder normal ... ganz normal atmest Du ...

Du brauchst Dich ab sofort nicht mehr wegen Psoriasis

zu kratzen ... der Stress ist nun vollkommen aus

Deinem Körper verschwunden ... er ist weg ... und

vielleicht merkst Du jetzt schon, wie das Tote Meer und

die Sonne Dir eine heilende Kraft schenken und Deine

Haut anfängt sich auf normale Weise zu regenerieren ...

Deine Hautzellen können sich nun entspannen. Denn

Du weißt, dass der Stress weg ist ... von damals ... Deine

Psoriasis ist Vergangenheit ... so wie der Stress

Vergangenheit ist ... einfach weg ... Vergangenheit ...

jede Deiner Hautzellen ist nun ohne Stress ... ganz

entspannte Hautzellen ... das Gefühl der Entspannung

wird JETZT Bestandteil jeder Deiner Hautzellen ... tief speicherst Du diese Entspannung in jeder Hautzelle Deines Körpers.

Und vielleicht überraschst Du Dich und Deinen Partner mit einer schnellen Heilung Deiner Haut ... die Heilung Deiner Haut wird doppelt so schnell erfolgen wie normal ... oder gar dreimal so schnell ... oder viermal so schnell ... du bekommst wieder ganz normale glatte wunderschöne Haut.

Du spürst die Heilung Deiner Haut, obwohl Du die Berge siehst ... am anderen Ufer ... weit weg ... immer kleiner werden die Entzündungsherde auf Deiner Haut und in Deiner Haut ... immer kleiner und kleiner ... die Schuppen reduzieren sich ... werden immer weniger und immer weniger ... immer kleiner werden die Entzündungsherde ... Deine eigenen Heilkräfte und die speziellen Sonnenstrahlen und das Wasser des Toten Meers helfen Dir, dass die Entzündungsherde auf Deiner Haut und in Deiner Haut immer kleiner und immer kleiner werden ... immer kleiner werden die Entzündungsherde ... immer kleiner ... und diese

Heilung wird auch dann weiter gehen, wenn Du aus dieser wunderbaren Trance erwachst.

Sehe Dich nun in Deinem geheilten Körper ... frei von all den Schuppen ... frei von der Psoriasis ... Du fühlst Dich wohl ... Du bist frei ... endlich frei ... geheilt von diesen Schuppen ... alle Hautzellen entspannt ... endlich frei ... speichere dieses Gefühl in Deinem Unterbewusstsein ab ... diese Freiheit ... ohne Schuppen ... endlich frei ... spüre das Selbstbewusstsein ... spüre Dein Selbstbewusstsein in jeder Zelle ... in jeder Hautzelle ... überall glatte und zarte Haut ... Entspannung in jeder Hautzelle.

Ab sofort bewertest Du Probleme völlig anders. Denn Du siehst ab sofort in aufkommenden Problemen auch gleich die darin enthaltenen Lösungen ... alle Probleme sind Lösungen ... und Du kannst sie alle lösen ... entspannt lösen.

Schlaflosigkeit

Hol tief Luft ... halte die Luft an ... und atme zweimal so langsam wieder aus, wie Du eingeatmet hast ... bei jedem Ausatmen atmest Du die Anspannungen des Alltages [Probleme, Sorgen] aus und Du kannst Dich mehr und mehr entspannen ... mit jedem Ausatmen fällt mehr und mehr Anspannung [Probleme, Sorgen] von Deinen Schultern und eine tiefe Entspannung breitet sich über Deinen Nacken in Deinem ganzen Körper aus ... atme tief ein ... halte die Luft an ... ... und atme doppelt so langsam wieder aus, wie Du eingeatmet hast ... Du spürst diese tiefe Entspannung ... von Deinem Kopf bis zu Deinen Füßen ... immer tiefer ... immer tiefer und tiefer ... immer entspannter und entspannter wirst Du ... spüre diese tiefe angenehme Entspannung.

Wenn Du das nächste mal tief ausatmest, drückst Du Deinen linken Zeigefinger und den linken Daumen leicht zusammen und sagst „jetzt tief schlafen" leise zu Dir ... und Du fällst augenblicklich in einen ganz tiefen Schlaf ... Du brauchst in Zukunft immer nur tief ausatmen, Deinen linken Zeigefinger und Deinen linken Daumen leicht zusammenzudrücken und leise zu sagen „jetzt tief schlafen" und schon schläfst Du tief und fest ... ganz tief und fest ... Du bist dann völlig entspannt und schläfst tief und fest ... ganz tief und fest ... ohne Anstrengung ... einfach tief und fest schlafen ... Du schläfst von nun an jede Nacht tief und fest ... und bist am nächsten Tag ausgeruht und voller Tatendrang, Kraft und Energie ... völlig entspannt schläfst Du von nun an ... Deinen erholsamen Schlaf. Jedes Mal, wenn Du den Zeigefinger Deiner linken Hand und den linken Daumen leicht zusammendrückst und „jetzt tief schlafen" sagst, schläfst Du sofort tief und fest ... ganz entspannt ... Deinen erholsamen Schlaf. Du schläfst tief und fest jede Nacht ... völlig entspannt ... wenn Dein Wecker klingelt oder Du aufwachen möchtest, wachst Du einfach auf, fühlst Dich ausgeruht und wohl ... voller Tatendrang, Kraft und Energie.

Archiv der Vergangenheit

Du befindest Dich in einem großen Archiv, in einem
großen Gebäude ... einem großen Archiv mit all den
Ordnern, gefüllt mit Geschichten aus der
Vergangenheit ... Du stehst in der Mitte einer
kreisrunden Fläche unter einer Kuppel aus Glas ...
Gänge mit langen Regalen gehen von dieser Fläche im
Zentrum nach außen ... wie die Speichen eines
Fahrrades ... über allen Gängen hängen Schilder mit
Namen darauf ... und über einem der Gänge hängt ein
Schild ... ein Schild mit Deinem Namen ... in großen
Buchstaben steht dort _____ . Du gehst in den
Gang mit Deinem Namen ... der Gang wird von zwei
Regalen gebildet ... ein Regal rechts und ein Regal links
... der Gang ist lang, sehr lang ... in den beiden Regalen
rechts und links erkennst Du Ordner ... unterschiedlich
farbige Ordner ... manche sind vielleicht dunkler als
andere und andere leuchten hell, so, als ob in ihnen
ein Licht leuchten würde ... ganz viele Ordner ... Ordner
mit beschriebenen Blättern mit Geschichten über Dich
... nur über Dich ... über Dein Leben ... Dein bisheriges

Leben ... Du liest die Zahlen auf den Rücken der Ordner in den Regalen ... auf dem ersten Ordner steht die Zahl des aktuellen Jahres, also 2xxx ... Du gehst den Gang entlang ... weiter ... mit jedem Schritt, den Du in diesem Gang nach hinten gehst, ist es so, als würdest Du tiefer in Deine Vergangenheit eintauchen ... denn die Zahlen auf den Ordnern werden immer um eins kleiner je weiter Du gehst ... immer um eins kleiner .... immer ausgeblichener ... wie in einer chronologischen Reihenfolge ... ein Ordner pro Jahr ... einer neben dem anderen ... auf den Rücken der jeweiligen Ordner sind außen Angaben über deren Inhalt abgedruckt.

In einem der Ordner steht auch etwas über den Grund für Dein Problem (*Rauchen, Übergewicht, Stottern, usw.*) geschrieben und ich möchte, dass Du genau diesen Ordner jetzt findest ... schau Dich genau um in dem Gang ... finde den Ordner, der genau Dein Thema ist ... der Ordner in dem dokumentiert ist, als Du das Problem zum allerersten Mal hattest ... ich werde nun für eine Minute ruhig sein und Du wirst die Zeit damit zubringen den Ordner zu finden ... er ist irgendwo im

Gang ... es kann sein, dass sich der Ordner versteckt ... aber Du bist schlauer als der Ordner und Du wirst ihn finden.

Suche nun den Ordner ... Du hast jetzt eine Minute Zeit den Ordner zu finden ... gut ... wenn Du den Ordner gefunden hast, dann hebe den Zeigefinger Deiner rechten Hand.

Falls Du den Ordner noch nicht gefunden hast, dann suche einfach weiter ... lass Dir Zeit.

Signalisiere mir mit dem Heben Deines rechten Zeigefingers, dass Du den Ordner gefunden hast.

1 bis 2 Minuten Ruhe. Ggf. die Suche mit Suggestionen begleiten.

Nimm den Ordner aus dem Regal und halte ihn fest in Deinen Händen ... ganz fest ... schlage nun den Ordner auf und suche die Seiten über Dein Thema _____ (*erste Zigarette, Problem nennen*) ... die Seiten im Ordner sind beschrieben, aber Du musst sie nicht lesen ... Du weißt, was da in schwarzen Buchstaben auf weißem Papier steht ... frage nun Dein Unterbewusstsein, was es aus dieser Situation lernen will... damals ... was ist die Erfahrung, die es Dir jetzt ermöglicht? All die Gefühle, die DAMALS entstanden sind, loszulassen ... einfach loslassen ... einfach ... loslassen ... mühelos ... loslassen – JETZT! ... warte, bis Dir Dein Unterbewusstsein die Antwort gibt ... auf Deine Frage ... was Dein Unterbewusstsein lernen will ... damit Du all die Emotionen von damals endlich loslassen kannst ... einfach und mühelos loslassen ... die Emotionen von damals ... die Gefühle ... Deine Kiefermuskeln und Deine Zunge kannst Du ganz normal nutzen, um mir deutliche, verständlich gesprochene und laute Antworten geben zu können ... sage mir, was Dein Unterbewusstsein lernen will, so dass Du alle Emotionen von damals loslassen kannst ... welche Erkenntnis hat Dein Unterbewusstsein damals gemacht ... was hat es gelernt? Sage mir, wofür die Situation damals gut war.

Warten Sie, bis der Klient reagiert und Ihnen sagt, was er gelernt hat, wiederholen Sie ggf. diesen Teil der

Suggestion.

[Du hast aus der Situation damals etwas gelernt ... Dein Unterbewusstsein weiß genau, was es gelernt hat ... Du erinnerst Dich, was Du gelernt hast ... Deine Erkenntnis ... das, was Du gelernt hast ... Du erinnerst Dich ... an das, was Du gelernt hast ... Deine Erkenntnis ... ... sage mir Deine Erkenntnis ... was ist Deine Erkenntnis? ... sage sie mir laut und deutlich ... Deine Erkenntnis jetzt ... für was war die Situation von damals gut? ... was hast Du gelernt? ... sage mir Deine Erkenntnis jetzt.]

Nachdem der Klient Ihnen gesagt hat, was er aus der Situation gelernt hat, sprechen Sie weiter.

Gut ... speichere nun diese Erkenntnis, die Dein Unterbewusstsein aus der Situation lernen wollte ... speichere die Erkenntnis ab ... speichere sie ab, damit Dein Unterbewusstsein und Dein Bewusstsein sich jederzeit an die Erkenntnis erinnern können ... diese immer und überall abrufen können ... und jetzt, da Du

diese Erkenntnis abgespeichert hast ... wegen der

Situation damals ... und weil Du die Erkenntnis hast ...

kannst Du JETZT alle Emotionen, die mit der Situation

DAMALS verknüpft waren, loslassen ... lass die

Emotionen einfach und mühelos los ... einfach los ... los

... JETZT ... Du brauchst diese Emotionen nicht mehr ...

lasse sie einfach los ... JETZT ... schau nun auf das Papier

... das Papier, auf dem die Geschichte von damals steht

... es entstehen Lücken im Text ... Lücken ... weiße

Lücken ... schau genau hin und sehe die Lücken ... dort,

wo vorhin noch Emotionen waren, sind nun weiße

Stellen ... die Emotionen sind weg ... diese Emotionen

von damals sind weg ... ...

Vor Dir siehst Du einen Kugelschreiber im Regal liegen

... schreibe Deine Erkenntnis auf die Seite, auf das

Papier ... auf das Blatt mit der alten, vergangenen

Geschichte ... das Blatt, das genau vor Dir liegt ...

schreibe Deine Erkenntnis dort nieder ... lass Dir Zeit ...

schreibe die Erkenntnis, die Du mir vorher sagtest, auf

das Blatt ... wenn Du damit fertig bist, hebst Du den rechten Zeigefinger zum Zeichen ... lasse Dir Zeit ... und hebe Deinen Zeigefinger zum Zeichen, dass Du Deine Erkenntnis auf das Blatt geschrieben hast.

Gut so ... stelle nun den Ordner zurück an seinen Platz ... Du sagst zu Dir „die Vergangenheit ist vorbei" – „endlich ist das Geschehene vorbei" ... endlich loslassen – endlich frei ... es kommt Dir so vor, als würde die Farbe des Ordners heller und heller werden ... fast so, als würde er leuchten.

Gehe nun langsam zurück an den Anfang des Ganges ... ganz langsam ... an all den Ordnern vorbei ... und vielleicht siehst Du, wie sich an anderen Ordnern die Rückenschilder verändern ... wie sich die Inhaltsbeschreibungen ändern ... während Du daran vorbei gehst ... langsam ... Schritt für Schritt ... vielleicht siehst Du auch, dass manche Ordner hellere Farben annehmen ... vielleicht immer heller und heller werden ... manche Ordner ... Deine ganze Vergangenheit ... Alles ändert sich ... Alles, was mit Deiner Erkenntnis zusammenhängt oder mit ihr verknüpft ist, ändert sich JETZT... alle Emotionen ... alle Geschichten ... Du bleibst stehen ... lächelst ... blickst zurück ... Deine Vergangenheit leuchtet heller ... immer heller ... gehe nun weiter zum Anfang des Gangs ... selbstbewusst ... immer weiter ... Ordner ändern ihre Farben ... Geschichten, die mit Deiner Erkenntnis in Zusammenhang standen, ändern sich ... sie schreiben sich selbst um und löschen die Emotionen ... diese alten vergangen Geschichten ... Ordner leuchten ... Du lachst ... Du bist frei.

Jetzt, da Du wieder am Anfang des Ganges angekommen bist und unter der großen Kuppel stehst, drehst Du Dich um und blickst in Deinen Gang ... in den Gang mit dem Schild mit Deinem Namen ... Du siehst, dass der Gang nun so viel heller leuchtet als zuvor ... vielleicht siehst Du hier und da noch dunklere Stellen im Regal ... dunkle Ordner ... schau genau zurück in Deine Vergangenheit ... wenn Du dort noch dunkle Ordner siehst und die darin enthaltenen alten

Geschichten mit neuen Erkenntnissen ändern möchtest, so sagst Du mir klar und deutlich „Ja" … wenn Du das Archiv verlassen möchtest, so sage „Gehen" … wenn Du noch eine Erkenntnis haben möchtest, so sage jetzt „Ja" und wenn Du gehen möchtest, so sage „Gehen".

Wenn der Klient „Ja" sagt:

Du hast „Ja" gesagt und möchtest noch eine Erkenntnis erlangen und eine Geschichte in Deiner Vergangenheit ändern … sage mir nun klar und deutlich welches Problem Du in Deinem Leben oder in Deiner Vergangenheit ändern möchtest … sage es mir jetzt klar und deutlich (*jetzt wiederholt sich die o. g. Vorgehensweise*).

Wenn der Klient „Nein" sagt:

Du bist froh und glücklich … Deine Vergangenheit ist hell und leuchtet … mit Deiner gewonnenen

Erkenntnis kannst Du nun Dein Leben ändern ... und neu gestalten ... alles hat sich geändert ... Du bist froh und frei und weißt vielleicht gar nicht mehr, weshalb Du überhaupt hier warst ... vielleicht hast Du die Emotionen einfach vergessen ... gehe nun aus dem Gebäude ... und genieße die Sonnenstrahlen auf Deiner Haut ... hole tief Luft ... ganz tief ... halte die Luft an und atme ganz langsam wieder aus ... Du bist völlig entspannt ... Du fühlst Dich großartig und wohl ... leicht ... frei.

Lange Ausleitung (autoritär)

Die Ausleitung aus einem hypnotischen Zustand ist recht einfach und funktioniert immer. Es ist schon erstaunlich, dass ein Klient, obwohl er „schläft" und von einer Hypnosesitzung oft nur wenig mitbekommt, bei den Ausleitungen den Anweisungen des Hypnotiseurs fast immer folgt. Sollte einmal ein Klient wirklich fest eingeschlafen sein, was selten passiert, setzen Sie eine Ausleitung, wie unten aufgeführt, ein. Wacht er dennoch nicht auf, sprechen Sie die Worte „und Du hast den großen Wunsch JETZT in das Hier und Jetzt zu kommen und aufzuwachen" einfach lauter. Gerne können Sie diese Worte auch mehrfach wiederholen – immer lauter. Wacht der Klient dann immer noch nicht auf, dann berühren Sie ihn leicht an der Schulter und bewegen ihn ein wenig, bis er aufwacht. Bisher ist noch nie ein Klient auf der Couch oder Liege für immer liegen geblieben.

Ich werde gleich von 1 bis 3 zählen. Bei der Zahl 3 angelangt, wirst Du den großen Wunsch haben wieder ins Hier und ins Jetzt zurückzukommen. Du wirst dann wieder hell wach sein, voller Energie und Tatendrang, so als hättest Du 8 Stunden geschlafen [... und wenn ich Dich an Deiner linken Hand (*oder wo auch immer Sie den Anker setzen möchten*) berühre und das Wort „Entspannung" zu Dir sage, sinkst Du sofort wieder in diesen Zustand der Entspannung ... und noch 10 mal tiefer].

1 - die Schwere weicht aus Deinen Augenliedern und aus Deinem Körper. Alles Schwere weicht aus Deinen Gliedern ...

2 - Dein Blutdruck und Dein Puls gehen auf für Dich gesunde Werte ...

3 - Alles Schwere weicht aus Deinem Körper ... Du hast den großen Wunsch aufzuwachen ... kommst zurück in das Hier und Jetzt ... Du öffnest JETZT Deine Augen und fühlst Dich ausgeruht und wohl, so als hättest Du 8 Stunden lang geschlafen, bist voller Tatendrang und Energie – Wach auf! ... Guten Morgen.

Die Klienten wachen danach auf und lächeln meist zufrieden und glücklich.

Kurze Ausleitung (autoritär)

Ich zähle gleich von 1 bis 3. Bei der Zahl 3 angekommen hast Du den großen Wunsch wieder aufzuwachen ... Du kommst zurück in das Hier und Jetzt, ... Dein Blutdruck und Dein Puls gehen auf für Dich gesunde Werte ... Du hast den großen Wunsch aufzuwachen ... bist voller Tatendrang und Energie. 1 – 2 – 3 – wach auf.

Die „kurze" Ausleitung unterscheidet sich nur marginal von der normalen Ausleitung.

Ausleitung (antiautoritär)

Du hast nun genug geschlafen und kannst jetzt in Deinem eigenen Tempo wieder in das Hier und Jetzt zurückkommen. Dein Puls und Dein Blutdruck gehen dabei auf für Dich gesunde Werte ... bei jedem Einatmen nimmst Du mehr und mehr Energie in Dir auf und bei jedem Ausatmen lässt Du mehr und mehr die Schwere aus Deinem Körper weichen. Komme jetzt in Deinem Tempo wieder in das Hier und in das Jetzt zurück – ganz behutsam ... in Deinem eigenen Tempo ...